Angela Paula Löser

Palliative Care in der stationären Altenpflege

Das passende Konzept erstellen
und umsetzen

schlütersche

Angela Paula Löser ist Diplom-Pädagogin (Dr. phil.), Lehrerin für Pflegeberufe, Fachkrankenschwester für Pflege in der Onkologie und in Palliative Care, Interne Auditorin sowie freiberufliche Dozentin. Sie verfügt seit über 30 Jahren über praktische Erfahrungen in der Pflege und Betreuung, arbeitet seit 20 Jahren als Dozentin und seit 14 Jahren als Beraterin in der stationären Altenpflege, insbesondere in der Vorbereitung auf MDK-Prüfungen.

„Hilfe ohne Konzept kann Nöte lindern,
Strategien können Abhilfe schaffen.“

RAYMOND WALDEN

Der Pflegebrief Newsletter – für die schnelle Information zwischendurch
Anmelden unter www.pflegen-online.de

Bibliografische Information der Deutschen Nationalbibliothek
Die Deutsche Nationalbibliothek verzeichnet diese Publikation
in der Deutschen Nationalbibliografie; detaillierte bibliografische Daten sind im Internet
über http://dnb.ddb.de abrufbar.

ISBN 978-3-89993-372-7 (Print)
ISBN 978-3-8426-8810-0 (PDF)
ISBN 978-3-8426-8811-7 (EPUB)

Reihengestaltung: Groothuis, Lohfert, Consorten, Hamburg
Umschlaggestaltung: Kerker + Baum, Büro für Gestaltung GbR, Hannover
Titelbild: Photographee.eu – fotolia.com
Satz: PER Medien & Marketing GmbH, Braunschweig
Druck und Bindung: Gutenberg Beuys Feindruckerei GmbH, Langenhagen

INHALT

VORWORT

Schon immer wurden in stationären Pflegeeinrichtungen Menschen in schwerer Krankheit und im Sterben betreut, gepflegt und versorgt. Doch gewinnt die Frage, wie die Erfüllung dieser besonderen Aufgabe möglichst gut gelingen kann, in den letzten Jahren an Bedeutung. Denn der Prozess einer gelingenden Behandlung, Pflege, Begleitung und Betreuung der genannten Zielpersonen soll nicht länger personenabhängig, sondern prozessgebunden erfolgen. Zugleich sind menschliche, ethische und wirtschaftliche Ziele und Rahmenbedingungen zu beachten. Daher sind

- ein Konzept und
- die angemessene Haltung der Mitarbeiter – die Entwicklung einer palliativen Kultur – erforderlich, um eine systematische, gemanagte Vorgehensweise zu ermöglichen.

Eine Orientierung zu den erforderlichen Strukturen, Prozessen und den angestrebten Ergebnissen bietet das Gesetz zur Verbesserung der Hospiz- und Palliativversorgung (HPG), das im Dezember 2015 verabschiedet wurde. Damit wurden in Deutschland erstmalig gesetzliche Vorgaben für die Organisation einer spezifischen, an den Bedürfnissen eines schwerkranken oder sterbenden Menschen ausgerichteten Palliative Care geschaffen! Konkrete Handlungserfordernisse, Zuständigkeiten und finanzielle Vergütungssysteme sind dadurch geregelt.

Dieses Buch schlägt – nach einer einführenden Begründung der Notwendigkeit – mögliche Gliederungsbereiche und Inhalte eines palliativen Konzepts vor und erörtert diese. Daneben gibt es für die Mitarbeiter Arbeitshilfen, die direkt das Konzept betreffen. Es handelt es sich dabei um ergänzende Teile, die detaillierte Informationen über einzelne Handlungen sowie über die Art und Weise ihrer Gestaltung geben. Sie sind besonders hilfreich in den Phasen der Konzepterstellung und der anfänglichen Implementierung.

Soll das Konzept auch zur Veröffentlichung der angestrebten Ziele und der vorhandenen Handlungsangebote in der Einrichtung genutzt werden, erscheint es sinnvoll, zusätzliches Informationsmaterial in Form eines Flyers oder einer Broschüre zu erstellen. In diesen werden dann die Kernmerkmale dargestellt.

Für die sogenannte Kulturbildung und Implementierung neuer Konzepte ist es hingegen immer erforderlich, sich mit den Details zu beschäftigen. Dazu gehören etwa folgende Fragen:

- Was soll mit diesem Prozess erreicht werden?
- Wer sind die Zielpersonen?
- Welche Inhalte sollen in dem Konzept beschrieben werden?

- Welche Handlungen werden angeboten?
- Wer ist für was zuständig?

Möglicherweise werden die Entwicklungsprozesse, die im Rahmen der Konzeptentwicklung stattfinden, und das letztlich fertiggestellte Konzept auch zu einer späteren Zertifizierung genutzt. So kann im Rahmen des Qualitätsmanagements nachgewiesen werden, dass sich die Einrichtung dem besonderen Handlungsfeld der Palliative Care auch in besonderer Weise zuwendet.

Nach einer erfolgten Zertifizierung durch einen Visitor der KTQ (Kooperation für Transparenz und Qualität im Gesundheitswesen) kann z.B. das Deutsche Palliativsiegel »Palliativfreundliche Einrichtung« als Nachweis erworben werden. Dieses wird aktuell bevorzugt von Krankenhäusern angestrebt. Möglicherweise streben dieses Qualitätssiegel (oder auch andere spezifische Zertifizierungen) künftig auch vermehrt stationäre Pflegeeinrichtungen an.[1] Schließlich ist der Nachweis einer konzeptionell erworbenen Qualität ein wichtiger Baustein der Öffentlichkeitsarbeit und der kaufmännischen Ausrichtung und kann im Vergleich zur Konkurrenz ein deutliches Plus für eine Einrichtung darstellen.

Bei der Auswahl der zu verwendenden Begriffe und Berufsbezeichnungen wird für die Pflegeperson mit einem Fachexamen in der Gesundheits- oder Krankenpflege (oder Kinderkrankenpflege) oder in der Altenpflege generell die Bezeichnung Pflegefachkraft verwendet. Hat die Pflegefachkraft zudem an einer Qualifizierungsmaßnahme gemäß § 39a SGB V (Fünftes Sozialgesetzbuch) teilgenommen, wird die Bezeichnung Palliative-Care-Expertin verwendet. Mitarbeiterinnen und Mitarbeiter in der Pflege ohne Fachexamen in der Pflege werden als Pflegehilfe bezeichnet. Die Bezeichnungen gelten an dieser Stelle sowohl für weibliche als auch für männliche Personen.

Der Begriff Palliative-Care-Situation beschreibt die Phase, in der der betroffene Mensch voraussichtlich nur noch wenige Wochen, Tage oder Stunden zu leben hat. Liegt die Diagnose ICD Z 51.5 (palliativmedizinische Behandlung) vor, hat der Arzt bescheinigt, dass hier eine palliative Behandlung oder palliative Betreuung vorliegt.

Die hier erstellten Informationen beziehen sich auf das Handlungsfeld stationärer Pflegeeinrichtungen, d.h. auf Einrichtungen der stationären Altenhilfe und der Behindertenhilfe. Viele der aufgezeigten Informationen sind auf Einrichtungen der Behindertenhilfe oder auf andere Versorgungsbereiche wie der der ambulanten Pflege, auf Hospize und auf Wohngemeinschaften übertragbar.

---

[1]　Vgl. die umfangreiche Literatur von Prof. Wolfgang George.

Das vorliegende Buch soll als Grundlage verstanden werden – es enthält Hilfestellungen, Vorschläge und Hintergrundinformationen. Es erhebt keinen Anspruch auf Vollständigkeit oder darauf, allein den »richtigen Weg« zu beschreiben. Denn Konzepte lassen sich nur hinsichtlich ihrer Rahmenbedingungen von einer Einrichtung auf eine andere übertragen. Die Beschreibung konkreter Handlungen zur Umsetzung hingegen kann nur im Hinblick auf die vorhandenen Strukturen, Mitarbeiter, Zielgruppen und Bedingungen der konkreten Einrichtung und der in ihr gelebten Handlungspraxis erfolgen. Aus diesem Grund finden sich in Kapitel 4 Fragen, die dem Leser ermöglichen sollen, selbst Aussagen zur Umsetzung von Hospizkultur und Palliativversorgung in der eigenen Einrichtung konzeptionell zu erarbeiten.

Ich wünsche allen Leserinnen und Lesern konstruktive Gedanken und ein gutes Gelingen bei der Entwicklung eines eigenen, einrichtungsspezifischen Konzepts wie auch der dort gelebten Kultur, die am Hospiz- und Palliativgedanken orientiert sind.

Duisburg, August 2016   Angela Paula Löser

1 DIE AKTUELLE SITUATION DER STERBEBEGLEITUNG

Im Jahr 2013 starben etwa 340.000–350.000 Menschen in vollstationären Einrichtungen, und dies mit steigender Tendenz. 60 Prozent dieser Menschen starben in Krankenhäusern, 30 Prozent in stationären Pflegeeinrichtungen, 10 Prozent zu Hause (Jevon 2013: 21).

Die Gießener Sterbestudie vom 21. April 2015 belegt demgegenüber eine Zunahme der Sterbefälle in stationären Pflegeeinrichtungen. »Von den in Deutschland 2013 insgesamt 893.825 Verstorbenen wurden 419.241 (ca. 48 Prozent) in Krankenhäusern, etwa 350.000 (ca. 39 Prozent) in stationären Pflegeeinrichtungen und ca. 25.000 (weniger als 3 Prozent) in stationären Hospizen betreut.« (Transmit 2015: 2)

Die Zunahme von Single-Haushalten und Kinderlosigkeit, eine wohnortbezogene räumliche Trennung von Familienmitgliedern, die berufliche Aktivität der Frauen und der Eintritt von Pflegebedürftigkeit im hohen Alter sind hier als Gründe für die hohe Zahl an Sterbefällen in Krankenhäusern und anderen stationären Einrichten genannt. Nicht selten weisen Kinder von Pflegebedürftigen selbst schon ein Lebensalter jenseits von 65 Jahren auf, wenn die Notwendigkeit eintritt, sich um die Eltern zu sorgen. Damit sind viele Betroffene dann überfordert und nicht in der Lage, die Eltern zu Hause zu betreuen. Eine stationäre Unterbringung ist der Ausweg.

Behandlungen im Krankenhaus werden beendet, wenn die über Fallpauschalen finanzierte Behandlungszeit ausläuft. So werden alte, hochbetagte, schwer kranke und sogar sterbende Menschen oft akut in eine andere Pflegeinstitution entlassen. Nicht selten wird der Sterbende in seinen letzten Tagen und Stunden in eine stationäre Pflegeeinrichtung aufgenommen. Altenheime werden somit immer stärker zu Sterbeorten.

Viele Menschen wünschen sich, ihre letzte Lebenszeit in einem Hospiz verbringen zu dürfen, wenn aufgrund von Krankheiten belastende Symptome bestehen oder die Versorgung in der Zeit zunehmender Hilflosigkeit zu Hause nicht mehr sichergestellt ist. Das Wissen über eine hervorragende Versorgung in der letzten Lebensphase ist aufgrund der guten Öffentlichkeitsarbeit der betreffenden Einrichtungen inzwischen bekannt. Doch nicht jeder schwerkranke oder sterbende Mensch wird in einem Hospiz sterben können. Zum einen ist die Anzahl vorhandener Hospize zu gering, sodass häufig Wartezeiten bestehen. Zum anderen bestehen oftmals Aufnahmekriterien, die mit der spezifischen Klientel stationärer Alteneinrichtungen nicht immer übereinstimmen.[2] Ein dritter Grund dafür, dass nur in wenigen Ausnahmefällen Bewohner aus stationären Pflegeeinrichtungen im Hospiz aufgenommen werden, besteht in der Tatsache, dass bei ihnen bereits eine 24-stündige Versorgung sichergestellt ist. Ggf. erforderliche, zusätzliche oder besondere Leistungen im Symptommanagement oder in der Betreuung sind zudem über die Verordnung von SAPV (Spezialisierte ambulante Palliativversorgung) möglich.

So sterben Menschen auf der einen Seite im Hospiz, auf der anderen Seite im Pflegeheim. Dies jedoch mit unterschiedlichen Ressourcen – je nach Institution! Die Relevanz ist daher groß, eine adäquate Betreuung, Pflege, Behandlung und Versorgung, die auch den Palliativgedanken einschließt, institutionsunabhängig anzubieten. Es ist notwendig, die meist gute hospizliche Versorgung auch auf stationäre Pflegeeinrichtungen zu übertragen. Die Achtung vor der Würde des Menschen gebietet es, dass jeder – unabhängig von der Institution, in der er versorgt wird – beachtet und in seinem Sterben auf eine menschliche Weise begleitet wird. Es muss alles getan werden, dass er bis zum Schluss gut leben und in Würde sterben kann.

Die Begründerin der modernen Hospizbewegung Cicely Saunders hat seit der Entstehung des ersten Hospizes Mitte des 20. Jahrhunderts in London eine Vorstellung in die Welt getragen, wie die Ziele einer guten Sterbebegleitung erreicht werden können. Sie sind heute nach wie vor aktuell und Grundlage der folgenden Darstellungen!

1.1   Stationäre Pflegeeinrichtungen als erweiterte Hospize

Neben den stationären Hospizen wurde in Deutschland in der Vergangenheit bereits eine ambulante Hospizversorgung ausgebaut. Im Jahr 2009 wurde beispielsweise die Spezialisierte Ambulante Palliativversorgung (SAPV) in das Fünfte Sozialgesetzbuch (SGB V) aufgenommen, um Menschen in Palliativsituationen durch eine verbesserte Versorgung, Pflege und Betreuung im eigenen häuslichen Bereich ein menschenwürdiges und möglichst lebenswertes Leben zu ermöglichen. Entsprechende Leistungen werden als zusätzliche Angebote erbracht. Das sind etwa Versorgungen von Portsystemen, kurzfristige Umstellungen der Schmerztherapie, zusätzliche Betreuung. Als dritte Säule – neben Hospiz und ambulantem Bereich – geht es jetzt darum, auch in den stationären Pflegeeinrichtungen der Altenhilfe und Behindertenhilfe geeignete Strukturen und Strategien aufzubauen. Dabei sind die Ziele von Hospizversorgung und Palliativgedanken anzustreben und möglichst umzusetzen. Es ist allerdings damit zu rechnen, dass die Angebote von Hospizen nicht vollständig erreicht werden können, da insbesondere unterschiedlich personelle und strukturelle Voraussetzungen bestehen.

---

[2] Mögliche Aufnahmekriterien für Heimbewohner sind laut HPG bis spätestens 31. Dezember 2016 neu zu regeln (HPG v. 01.12.2016: 2114).

Stationäre Einrichtungen der Altenpflege und Behindertenhilfe bieten bereits durch ihre Unternehmensformen eine 24-stündige Versorgung an. Die besondere, ergänzende Palliative Care soll weitgehend bei ihnen durch einerseits eigene Mitarbeiter und andererseits auch durch Vernetzung mit Kooperationspartnern außerhalb der Einrichtung sichergestellt werden. Es geht also um eine Orientierung an den hervorragenden Versorgungsleistungen des Hospizes und um die Entwicklung einer Kultur, die den Hospizgedanken als Philosophie beinhaltet. Sterbenden Menschen in stationären Einrichtungen soll eine möglichst gute Palliativversorgung angeboten werden können. Entsprechende Vorgaben und Informationen zu den Zuständigkeiten und Vergütungen finden sich im HPG (Gesetz zur Verbesserung der Hospiz- und Palliativversorgung von 2015).

1.2   Hochbetagte Menschen mit komplexen Krankheits- und Symptombildern

In den stationären Einrichtungen der Altenhilfe finden sich Menschen mit den unterschiedlichsten Krankheits- und Symptombildern. Erschwerend zeigen sich hier multimorbide Krankheitsbilder, bei denen mehrere verschiedene Krankheiten parallel bestehen. Zum Teil verstärken oder bedingen sich diese Erkrankungen gegenseitig oder zeigen veränderte Symptombilder.

Gerontopsychiatrische Erkrankungen zeigen sich bei bis zu 80 Prozent aller aufgenommenen Betroffenen. Hierbei kommt es nicht nur zu Denk-, Orientierungs-, Wahrnehmungs- und Handlungseinschränkungen, sondern auch zu erheblichen Veränderungen der Kommunikationsfähigkeit. Daraus resultieren spezifische Probleme: Der Betroffene nimmt seine Situation ggf. verändert wahr und kann die Veränderungen häufig auch nicht einschätzen und angemessen handeln bzw. seine Bedürfnisse und Probleme sprachlich mitteilen (vgl. Buchmann 2007; Kostrzewa 2010).

Auch in den Einrichtungen der Behindertenhilfe findet sich eine spezifische Klientel. Oftmals über lange Zeiträume sind Menschen mit körperlichen und/oder geistigen Behinderungen in einem Umfeld versorgt, das für sie die Merkmale eines Zuhauses trägt. Hier kann es ebenfalls – je nach Art und Schweregrad der Behinderung – zu gleichen oder ähnlichen Veränderungen kommen wie bei Menschen mit gerontopsychiatrischen Erkrankungen.

Für beide Klienten-Gruppen sind spezielle Angebote erforderlich und Menschen, die ihre besondere Lage erkennen und entsprechend handeln.

1.3   Veränderungen in den Familien

Eine Sterbebegleitung findet heute nicht mehr in der Familie statt. Das war vor wenigen Jahrzehnten noch der Normalfall. Doch das Zusammenleben der Menschen verschiedener Generationen in einem Haus ist heute selten geworden. Selbst das In-der-Nähe-Leben der Familienmitglieder wird immer seltener: Eltern und Kinder leben oftmals in unterschiedlichen Städten, teils sogar in unterschiedlichen Ländern. Dies sind die Folgen einer globalisierten Welt und von modernen Arbeitsbedingungen, in denen insbesondere auch eine örtliche Flexibilität vorausgesetzt wird. Ferner sind viele erwachsene Kinder durch eigene Berufstätigkeit und die der Partner häufig nicht in der Lage, sich im familiären Umfeld um die alten, kranken Eltern zu kümmern. Diese Aspekte führen im Alter, bei Krankheit oder im Sterben oftmals zu einer Einweisung in eine Einrichtung. Dazu kommt die sogenannte Singularisierung, das Allein-Leben in Singlehaushalten und kleinen Wohnungen, in denen nicht ohne weiteres ein Pflegebett untergebracht werden kann.

Nicht selten berichten Angehörige, dass sie aufgrund mangelnder Erfahrungen auch Angst davor haben, den Vater, die Mutter oder einen anderen sterbenden Menschen zu begleiten. Den Erfahrungsraum, den die Menschen oftmals früher schon in der Sterbebegleitung als Kind unter dem Schutz der vorangehenden Generation von Eltern, Tanten oder anderen Verwandten erlebten, gibt es vielfach nicht mehr. So entwickeln sich im Erwachsenenalter nicht selten Angst vor einem falschen Handeln und Unsicherheit vor den sich zu stellenden Anforderungen in der Sterbesituation.

Die Pflege und die Versorgung Sterbender wurden daher in den letzten Jahrzehnten zunehmend an Institutionen delegiert.

1.4   Veränderte Anforderungen an Pflegemitarbeiter

Während vor 30 Jahren die Anforderungen an einen Mitarbeiter in einer Altpflegeeinrichtung eher darin bestanden, ältere Menschen zu betreuen, zu pflegen und zu beschäftigen, sind heute weitreichendere Kompetenzen vonnöten: etwa medizinisches Symptommanagement, intensive Betreuung und Begleitung der Pflegebedürftigen, Anleitung und Beratung von Angehörigen. Die aktuell erforderliche Pflege zielt gleichzeitig ab auf

- die medizinisch-pflegerischen Probleme und Erfordernisse sowie
- die psychosozialen und spirituell-religiösen Anliegen der Betroffenen und Angehörigen.

Es wird ein umfangreiches Wissen über Ursache-Wirkungs-Beziehungen und über mögliche prophylaktische, behebende oder lindernde Maßnahmen im Kontext der sich entwickelnden Krankheiten und Symptombilder verlangt.

Die Pflege und Versorgung am Ende des Lebens benötigen verschiedene Akteure und umfassende Angebote verschiedener Organisationen, damit ein gutes Leistungsangebot für den Menschen am Ende seines Lebens besteht. Es geht u. a. darum, dass er während der letzten Lebenstage möglichst nicht noch in ein Krankenhaus verlegt wird. Daraus entwickelten sich in den letzten Jahren Kompetenzanforderungen an Pflegende, die Handlungsakteure in einem umfassenden Versorgungsnetzwerk zu koordinieren und die bestmögliche Versorgung eines Menschen zu erreichen.

Die Vorgaben zur Regelung sind entsprechend des HPG von 2015 bis zum 30. Juni 2016 umzusetzen (vgl. HPG § 87 Abs. 1b: 2115). Da heißt es:

»Die Kassenärztliche Bundesvereinigung und der Spitzenverband Bund der Krankenkassen vereinbaren im Bundesmantelvertrag erstmals bis spätestens zum 30. Juni 2016 die Voraussetzungen für eine besonders qualifizierte und koordinierte palliativmedizinische Versorgung. Im Bundesmantelvertrag sind insbesondere zu vereinbaren:
1. Inhalte und Ziele der qualifizierten und koordinierten palliativmedizinischen Versorgung und deren Abgrenzung zu anderen Leistungen,
2. Anforderungen an die Qualifikation der ärztlichen Leistungserbringer,
3. Anforderungen an die Koordination und interprofessionelle Strukturierung der Versorgungsabläufe sowie die aktive Kooperation mit den weiteren an der Palliativversorgung beteiligten Leistungserbringern, Einrichtungen und betreuenden Angehörigen,
4. Maßnahmen zur Sicherung der Versorgungsqualität.«

Die Mitarbeiter sollen den einzelnen Schwerkranken oder Sterbenden einerseits in seiner Individualität beachten, andererseits bei der Auswahl und Anwendung von Maßnahmen seine Selbstbestimmung anerkennen. Gleichzeitig sollen sie zahlreiche Vorschriften, Richtlinien und Empfehlungen einhalten. Sie stehen nicht selten im Spannungsfeld der Vorstellungen verschiedener Handlungsakteure und werden hier als Moderatoren für Kommunikationsprozesse gefordert. Die Vorstellungen des sterbenden Menschen müssen künftig stärker beachtet werden. Dies soll durch eine »Versorgungsplanung für die letzte Lebensphase« erreicht werden, die mit dem Betroffenen, dem Arzt, ggf. Angehörigen und Betreuer gemeinsam erstellt wird (vgl. HPG 2015 § 132: 2116).

Mitarbeiter in den Einrichtungen müssen ein umfangreiches fachliches Wissen haben, ein hohes Maß an Empathie, Managementkompetenz und die Fähigkeit mitbringen, sich in jeder Situation neu zu orientieren. Sie müssen in der Lage sein, aus den gegebenen Möglichkeiten geeignete auszuwählen und diese dann zur Anwendung zu bringen.

Einrichtungen der Behindertenhilfe erleben die Veränderungen der Zeit auch insofern, dass Menschen mit geistigen oder körperlichen Behinderungen heute dank der medizinischen Versorgung ohne Weiteres ein höheres Lebensalter erreichen können. Dadurch stehen die Akteure dieser Institutionen vor ähnlichen Anforderungen wie die stationäre Altenhilfe. Das passende Palliativkonzept kann beiden Einrichtungsformen zur Orientierung dienen.

1.5 Entstehung neuer Netzwerkpartner und Kooperationsleistungen

Wo vor wenigen Jahren in der Sterbebegleitung der Hausarzt, Fachärzte im Bedarfsfall, Mitarbeiter und Strukturen des Krankenhauses und die Mitarbeiter der verschiedenen Pflegeeinrichtungen die Behandlung, Betreuung und Versorgung der Betroffenen sicherstellten, entwickeln sich zunehmend weitere Organisationseinheiten und Partner für die Unterstützung im Palliative Care. Die wichtigsten sind hier kurz vorgestellt.

SAPV
Bereits 2009 wurde die Grundlage für die SAPV (Spezialisierte Ambulante Palliativversorgung) im Fünften Sozialgesetzbuch (SGB V) verankert (BMJV 2009: SAPV). Versicherten kann damit eine zusätzliche Betreuung und Versorgung angeboten werden. Voraussetzung dafür ist die Bescheinigung der Notwendigkeit vom Arzt. Auch für Menschen in stationären Pflegeeinrichtungen kann diese Leistung verordnet und zusätzlich durch die Krankenversicherung finanziert werden. Indikationen hierfür wären z.B. die Notwendigkeit, eines intensiven Symptommanagements, etwa bei Menschen, deren Symptome sich schnell ändern und/oder bei denen bislang keine zufriedenstellenden Ergebnisse in der Symptomlinderung erzielt werden konnten. Eine weitere mögliche Indikation wäre: Bei einem erheblichen Betreuungsaufwand im psychosozialen oder spirituellen Bereich können entsprechende Angebote nicht allein durch die stationären Pflegeeinrichtungen sichergestellt werden.

Palliativnetze
Palliativnetze stellen spezifische Versorgungseinheiten dar, die eine palliativmedizinische Versorgung sicherstellen sollen. In einem Palliativnetz schließen sich mehrere Palliativmediziner zu einem Verbund zusammen und ermöglichen so eine 24-stündige Ansprechbarkeit und ein kontinuierliches palliativmedizinisches Versorgungsangebot bei medizinischen Problemen oder Fragestellungen. Zum Teil werden auch SAPV-

Leistungen direkt über das Netzwerk angeboten und organisiert oder über deren Ärzte verordnet.

Durch die permanente Möglichkeit, einen im Bereich von Schmerztherapie und Palliativversorgung spezialisierten Arzt erreichen zu können, lassen sich erforderliche Therapien frühzeitig organisieren. Eine Einweisung ins Krankenhaus wird so oft überflüssig. Zudem haben Pflegende in den Einrichtungen einen Ansprechpartner, den sie bei Unsicherheit, Fragen, neuen Erkenntnissen und Hilfebedarfen direkt kontaktieren und das weitere Vorgehen besprechen können. Mitarbeiter in den Einrichtungen werden hier zu Netzwerkkoordinatoren: Sie managen die Aktivitäten der einzelnen Handlungsakteure. Ein umfangreiches Wissen zur Netzwerkarbeit und die Kompetenz, diese zu koordinieren, werden erforderlich.

1.6 Geforderte Integration von Hospizgedanken und Palliativkultur

Politisch gewollt und nun auch durch das sogenannte Hospiz- und Palliativgesetz (HPG) gefordert, sollen die stationären Pflegeeinrichtungen eine entsprechende palliative Kultur entwickeln und die geforderten Voraussetzungen und Handlungen veranlassen. Dafür ist die Kompetenzentwicklung bei den Mitarbeitern erforderlich, damit die Gestaltung der systematischen Prozessabläufe initiiert und das angestrebte Handeln schließlich prozessgeleitet umgesetzt wird.

Es gilt, einen Wandel in den »Köpfen« der Mitarbeiter loszutreten, damit sie
- veränderte Handlungsziele für Menschen in den letzten Lebensphasen annehmen können,
- Vorstellungen loslassen können, alles zu tun, damit die verlängerte Lebenszeit als alleiniges Merkmal zählt (ohne hierbei immer eine geeignete Lebensqualität erzielen zu können),
- die verstärkte Integration des Betroffenen in alle Entscheidungen mittragen und
- die absolute Ausrichtung an seinem Wohlbefinden akzeptieren können.

Erst der Wandel in den Köpfen wird einen Wandel im Handeln möglich machen. Entsprechende Prozessabläufe sind daher zu beschreiben. Dieses wird auch durch das HPG gefordert (vgl. BMG HPG 2015).

2 DIE ZIELE BEI DER IMPLEMENTIERUNG DES HOSPIZ- UND PALLIATIVGEDANKENS

Bereits Cicely Saunders, die Begründerin des ersten Hospizes in London vor mehr als 60 Jahren, forderte: »Es geht nicht darum, dem Leben mehr Tage zu geben, sondern den Tagen mehr Leben.«[3]

Am Lebensende wird die nun verbleibende Zeit zur wichtigsten Ressource dieses Menschen. Diese Zeit soll so gut gelebt werden können, wie es eben geht. Wenn der nahende Tod unabwendbar geworden ist, zählt nicht die Verlängerung der verbleibenden Lebenszeit, sondern ihre Qualität. Jetzt wird es wichtig, dafür zu sorgen, dass die Lebensqualität des Betroffenen weitgehend erhalten bleibt oder wiederhergestellt wird. Er soll in der Lage sein, die Dinge und Aufgaben zu tun und zu regeln, die ihm wichtig sind. Das Ziel allen Handelns besteht darin, ein »gutes Sterben« bzw. einen »guten Tod« zu ermöglichen.

Auch in Zukunft wird es nicht genügend Hospizplätze für alle Sterbenden geben können. Pflegeeinrichtungen sind daher aufgefordert, die Philosophie des Hospizgedankens aufzunehmen und daran angelehnt entsprechende Kultur und Konzepte zu entwickeln, mit denen die Umsetzung der palliativen und hospizlichen Handlungen gelingen kann. Leistungen, die innerhalb der Einrichtung nicht angeboten werden können, sollten aus einem Netzwerk heraus ermöglicht werden – sie gilt es dann »einzukaufen« bzw. über Kooperationen abzubilden. Etwaige Versorgungslücken können so geschlossen und Versorgungsunterschiede zum Hospiz bestmöglich ausgeglichen werden.

Die folgenden vier Ziele, die sich aus der WHO-Definition zum Palliative-Care-Begriff ergeben, sind bei allen Entwicklungsschritten anzustreben:
1. Der Betroffene kann so lange wie möglich selbstbestimmt und unter der Beachtung seiner individuellen Bedürfnisse und Entscheidungen leben.
2. Symptome, die sein Wohlbefinden einschränken, sind weitgehend verhindert oder weitgehend reduziert.
3. Soziale Beziehungen sind gestärkt, können weiter gelebt werden. Der Betroffene und sein Angehöriger fühlen sich nicht alleingelassen.
4. Der Betroffene und sein Angehöriger fühlen sich in ihrer Trauer begleitet und unterstützt.

---

[3]   vgl. Zitate online, abgerufen am 02.06.2016

2.1   Ziele auf der Ebene des Betroffenen

Der Betroffene ist immer als zentrale Hauptperson zu sehen. Er ist hier Intentionalitäts- und Handlungszentrum. Alle Entscheidungen und Handlungen werden immer unter der Beachtung seiner Bedürfnisse, Ziele und Entscheidungen durchgeführt. Dieses wird später unter dem Begriff der »Radikalen Orientierung am Sterbenden« in Kap. 5.3.1 erläutert.

Sämtliche anzustrebenden Ziele sind aus seiner Perspektive zu klären:
- Ein gutes Sterben und ein guter Tod sind weitgehend ermöglicht. Der Betroffene kann selbst entscheiden, was er möchte oder nicht, er spürt am ehesten, was ihm gut tut oder nicht.
  → Untersuchungen hierzu belegen, dass die Ziele eines guten Sterbens und eines guten Tods unmittelbar mit der Selbstbestimmungsmöglichkeit verbunden sind. Das Selbstbestimmungsrecht ist so weit zu beachten, wie das innerhalb juristischer Rahmenbedingungen möglich ist. Auch bei einem kognitiv eingeschränkten Menschen ist anhand von Mimik, Gestik und Reaktion zu erkennen, ob er in eine Handlung einwilligt oder nicht. Durch »abwägende Gespräche« mit dem Betroffenen kann ihm auch in gefährlichen oder sogar lebensbedrohlichen Situationen die Möglichkeit gegeben werden, dieses Selbstbestimmungsrecht auszuüben (vgl. BMG 2015. Charta der Rechte hilfe- und pflegebedürftiger Menschen: 10). Ein gemeinsamer Aushandlungsprozess ist geeignet, wenn der Betroffene zu diesem Recht kommen soll.
- Die möglichst weitgehende Freiheit von belastenden Symptomen ist die Voraussetzung für den Betroffenen, sein Leben in Ruhe zu bedenken und einen guten Abschluss für sich zu finden.
- Ausschließlich Maßnahmen, die das Wohlbefinden des Betroffenen erhalten, wiederherstellen oder steigern, sind geboten und werden nach seiner Einwilligung durchgeführt. Alle Maßnahmen, die die Lebensqualität eher behindern oder reduzieren, werden geprüft und ggf. abgesetzt oder zeitweise unterlassen.
  → Dabei müssen die Auswirkungen auf die weitere Entwicklung des Wohlbefindens des Betroffenen geprüft werden, wenn die Maßnahme unterlassen wird.
- Die körperlichen, psychischen, sozialen, spirituell-religiösen Bedürfnisse und Beschwerden des Betroffenen werden beachtet. Der Betroffene erhält entsprechende Angebote.
- Der Betroffene fühlt sich bis zum Schluss (bis zu seinem Tod) sozial integriert und erfährt menschliche Unterstützung. Betreuungsleistungen und spirituelle Angebote orientieren sich an seinen Bedürfnissen und an seiner individuellen Biografie.
- Eine Krankenhauseinweisung in den letzten Tagen und Stunden sollte verhindert werden. Der Betroffene kann gemäß seiner eigenen Bedürfnisse in der Einrichtung (oftmals als sein Zuhause verstanden) verbleiben, wenn er dort gut versorgt ist.
- Die erforderlichen Bedingungen, die für den Sterbenden ein möglichst »gutes Sterben« und schließlich einen »guten Tod« ermöglichen sind erkannt und hergestellt.

Im Gesetz zur Verbesserung der Hospiz- und Palliativversorgung (HPG) vom 01.12.2015 finden sich neue Regelungen, mit denen die Gesamtversorgung für Menschen auch in stationären Pflegeeinrichtungen deutlich verbessert werden soll.

2.2   Ziele auf der Ebene der Angehörigen und anderer Bezugspersonen

Oftmals sind Angehörige, Betreuer oder andere Bevollmächtigte in mehrfacher Weise an Entscheidungen und Handlungen beteiligt. Insbesondere wenn der Betroffene nicht oder nicht mehr selbst entscheiden kann, werden sie in Entscheidungsprozessen zu seinem Stellvertreter, nehmen seine Rolle ein. Dies beginnt bereits bei der Auswahl einer geeigneten Einrichtung, bei Entscheidungen zu anzustrebenden Versorgungszielen und zu den erforderlichen Handlungen.

Als Abschiednehmende und Trauernde sehen Angehörige aber auch den möglichen, baldigen Verlust des lieb gewonnen Menschen. Sie streben aus dieser Trauer heraus vielleicht Handlungen an, die ausschließlich einer Lebensverlängerung oder dem Erhalt bislang gewohnter Zustände oder Aktivitäten dienen. Sie bewerten aufgrund eigener Einstellungen die Versorgungsleistungen und legen oftmals andere Maßstäbe zugrunde, als der Betroffene selbst. Hier bedarf es eines Perspektivenwechsels. Auch hat der Betreuer laut Betreuungsrecht so zu entscheiden, wie es dem mutmaßlichen Willen des Betroffenen entspricht und nicht seinem eigenen.[4] Dieses immer einzuhalten, ist für die Angehörigen schwierig – Verstand und Gefühl, Kopf und Seele würden vielleicht unterschiedliche Entscheidungen treffen wollen.

Gleichzeitig gilt der Angehörige ebenfalls als Betroffener. Auch für ihn soll es geeignete Maßnahmen in den Einrichtungen geben, damit er diese schwere Zeit bewältigen kann (vgl. Arbeitshilfe 1, Angehörigenarbeit, S. 118 ff.).

Ein geeignetes Palliativ-Konzept kann hier genutzt werden, um die folgenden Ziele zu erreichen:
- Der Angehörige oder Betreuer, der einen Heimplatz sucht, hat die Möglichkeit, sich bereits vor der Aufnahme oder dem Einzug des Betroffenen einen Eindruck über die Zielsetzungen und Angebote der Einrichtung sowie ihrer Netzwerkpartner im

---

[4]   Der Betreuer hat die ihm übertragenen Aufgaben so zu erledigen, wie es dem Wohl des Betreuten entspricht (§ 1901 Absatz 2 BGB). Dazu gehört auch, dass nicht über seinen Kopf hinweg entschieden wird. Vielmehr müssen betreute Menschen mit ihren Vorstellungen ernst genommen werden. Es dient ihrem Wohl, wenn ihnen nicht etwas aufgezwungen wird, sondern wenn sie im Rahmen der noch vorhandenen Fähigkeiten und der objektiv gegebenen Möglichkeiten nach eigenen Wünschen und Vorstellungen leben können. (Bundesministerium für Justiz und Verbraucherschutz. 07/2015, Betreuungsrecht: 14)

Verbund zu machen und zu prüfen, ob sie mit den eigenen Erwartungen übereinstimmen.

- Der Angehörige erkennt, dass aktive Sterbehilfe in der Einrichtung keine Anwendung findet, dass aber im Rahmen vorhandener Versorgungsmöglichkeiten alles getan wird, um die Bedürfnisse des Sterbenden soweit und so gut wie möglich zu erfüllen. Er erkennt, dass der Blickwinkel auch auf potenzielle Probleme gelegt wird und diese durch geeignete prophylaktische Maßnahmen möglichst verhindert werden.
- Er erkennt, dass er in seiner spezifischen Betroffenheit als Abschiednehmender, Helfender und Trauernder auch wahrgenommen wird und er auf Angebote zur Begleitung, Betreuung und Unterstützung vertrauen kann. Er kennt entsprechende Angebote der Einrichtung.

2.3   Ziele auf der Mitarbeiterebene

Die Mitarbeiter in den Einrichtungen, die die Leistungen erbringen, bringen heute ein hohes Maß an Kompetenz, menschlichen Beziehungen und Fürsorge in den Versorgungsprozess ein. Sie sind für die Steuerung hochkomplexer Prozesse verantwortlich. Diese Prozesse sollen strukturiert, systematisch geplant und im Rahmen von Konzept und Prozessdokumentation aufgezeigt werden.

Die Entwicklung von Konzepten und Prozessbeschreibungen dient somit der Entwicklung einer angestrebten Qualität, der Prüfung ihrer Umsetzung und Erreichung wie auch der systematischen Weiterentwicklung der einzelnen Mitarbeiter.

Die Entwicklung einer entsprechenden Hospizkultur – im Sinne von Werten und Vorstellungen, die ein bestimmtes Handeln ermöglichen – ist die Voraussetzung für die Umsetzung der konzeptionell entworfenen und beschriebenen Handlungen. Beide Prozesse, Kultur- und Konzeptentwicklung, sind miteinander zu verknüpfen. In der Konzeptentwicklung und -umsetzung werden Werte überprüft und ggf. angepasst. In der gemeinsamen Diskussion über die Begründungen und Ergebnisse des angestrebten Handelns wird eine Einschätzung der Machbarkeit, Sinnhaftigkeit und der Güte der erstellten Konzeptionen vorgenommen. Mittels späterer Überprüfungen (z. B. Pflegevisiten, Fallbesprechungen usw.) kann dann kontrolliert werden, ob die beschriebenen Prozesse bezüglich der zugrunde liegenden Wertvorstellungen angewendet wurden.

Die oftmals schon vorhandenen, enormen Leistungen der Mitarbeiter, die sich aus ihrer grundlegenden Einstellung zur Palliative Care, durch ihre spezifischen Persönlichkeiten und durch vorhandenes Wissen ergeben, werden durch die Konzeptentwicklung in Diskussionen externalisiert (nach außen getragen) und nachweisbar dargestellt. Pflegende erkennen die Berechtigung ihrer Grundwerte und Handlungen oder erkennen, dass eine Weiterentwicklung erforderlich ist.

Als zurzeit problematisch erweist sich der Umstand, dass viele Leistungen einer palliativen Pflege, Betreuung und Versorgung in den stationären Einrichtungen heute noch nicht angemessen vergütet werden (können). Hier bedarf es einer dringenden Anpassung vonseiten des Sozialgesetzbuches. Wenngleich es im neuen Hospiz- und Palliativgesetz die Möglichkeit gibt, eine professionelle Beratung zur Versorgungsplanung am Lebensende abzurechnen, sind die die täglichen über das normale Maß hinausgehende Pflege-, Versorgungs- und Betreuungsleistungen zurzeit nicht refinanzierbar.

Auch der enorme Zeitaufwand, der für die Kommunikation und die Kooperation mit den Netzwerkpartnern, die Betreuung und Versorgung der Angehörigen (sie sind im Sterbeprozess als mehrfach Betroffene auch »bedürftig«) anfällt sowie die intensiven Handlungen im Symptommanagement sind bisher nicht im erforderlichen Umfang für die Einrichtungen zu refinanzieren. Werden diese Leistungen über zusätzliche Verordnungen von einem SAPV-Team erbracht, ist eine Finanzierung möglich. Das ist aber nicht der Fall, wenn die Mitarbeiter der Einrichtung selbst die Leistungen erbringen. Hier ist eine Veränderung dringend erforderlich!

Es lassen sich aus Mitarbeitersicht folgende Ziele definieren:
- Die Zielsetzung der Palliative Care ist in der Einrichtung spezifiziert und entsprechende Handlungen zur Umsetzung sind benannt und beschrieben.
  → Hierdurch können sich Mitarbeiter von den tradierten, umfassenden, ansonsten geltenden Handlungsanweisungen lösen. Und das ohne unter der Sorge zu leiden, dass sie juristisch angreifbar sind (wenn etwa Maßnahmen der Expertenstandards keinen Sinn mehr ergeben und daher unterlassen werden).
- Die Mitarbeiter wissen aufgrund der konzeptionellen Darlegung der Palliative Care, welche Inhalte sinnvoll sind. Sie kennen entsprechende Handlungen und setzen diese um.
- Die besondere Situation des Betroffenen und der spezifische Versorgungsaufwand sind erkennbar. Im Konzept festgehaltene entsprechende Beschreibungen zum angemessenen Handeln stellen eine Orientierungshilfe für die Mitarbeiter dar. Das eigene Handeln kann in Gesprächen mit Angehörigen, Ärzten und anderen am Versorgungsprozess beteiligten Personen thematisiert werden.
- Die Mitarbeiter entwickeln Sicherheit in der Anwendung spezifischer, auf die Zielsetzung von Palliative Care ausgerichteten Handlungen oder für eine Unterlassung (s. Arbeitshilfe 3, S. 136 ff. und Arbeitshilfe 4, S. 141 ff.).
- Durch das Einbeziehen der Mitarbeiter in die Konzeptentwicklung, fühlen sie sich im Prozess der Kulturentwicklung unterstützt bzw. geachtet und wertgeschätzt.
  → Die Mitarbeiter erfahren so eine Würdigung ihrer Haltung und ihres Einsatzes.

- Die Mitarbeiter erkennen, dass sie Wertschätzung und eine Absicherung ihrer Arbeit durch den Dienstgeber erhalten. Sie kennen die Ziele und Grundlagen für ihre Tätigkeit in der Einrichtung.
- Aufgrund formulierter Ziele und geeigneter Handlungen können die Mitarbeiter ihre eigenen Handlungen gezielt planen, organisieren, evaluieren und anpassen.
  → Das Konzept dient ihnen hierbei als Orientierungshilfe in der Umsetzung des PDCA-Zyklus'.
- Das Konzept wird bei Schulungen, Praxisanleitungen, Reflexionen oder Teamgesprächen als Anleitungs- oder Reflexionshilfe genutzt. Die Mitarbeiter haben einen ständigen Zugang dazu und können sich vergewissern.
- Die Mitarbeiter können in Diskussionen mit prüfenden Institutionen (etwa MDK und Heimaufsicht) die Vorgehensweise der Einrichtung und der eigenen Berufsgruppe anhand konzeptioneller Vorgaben erläutern und die institutionelle Fundierung nachweisen.

2.4   Ziele auf der Ebene der Einrichtung

Immer schon wurden in stationären Pflegeeinrichtungen schwer kranke und sterbende Menschen gepflegt, betreut und versorgt. Mit einem Palliativkonzept verfügt die Einrichtung über eine schriftliche Beschreibung der angestrebten Ziele für die genannte Bezugsgruppe sowie zu den entsprechenden Handlungsangeboten.

Einrichtungen profitieren, wenn die folgenden Ziele konzeptionell umgesetzt werden:
- Bei Aufnahmegesprächen kann die Konzeption Interessierten vorgestellt und erläutert werden.
  → Unrealistische Erwartungen sind reduziert, die spezifische Palliative-Care-Ausrichtung ist transparent.
- Einrichtungen können mit diesem Angebot werben.
- Die Einrichtung verfügt über die im Hospiz- und Palliativgesetz vom 01.12.2015 (HPG) geforderten schriftlichen Prozessbeschreibungen.
- In Prüfsituationen lässt sich das Konzept zur Darstellung und Begründung spezifischer Vorgehensweisen und ggf. auch bei Abweichungen von ansonsten geforderten Vorgehensweisen, z. B. in Leitlinien, heranziehen. Erklärungen werden aufgrund schriftlich fundierter Erläuterungen als generalisierbar und nicht personenspezifisch belegt.
- Konzeptionelle Beschreibungen und konkrete Vorgaben werden zur Evaluation eingesetzt, die Suche nach der Best Practice ist angeregt und prozessgebunden gesteuert.
- Künftig kann bei Verhandlungen und Gesprächen mit den Kranken- und Pflegekassen der besondere Aufwand gezielt erklärt und ggf. eine entsprechende finanzielle Anerkennung verhandelt werden.

2.5   Ziele im Bereich des Gesundheitswesens

Auch die Senkung von Kosten innerhalb des Gesundheitswesens ist ein Aspekt. Denn wiederholte Krankentransporte zum Krankenhaus und zurück sowie Krankenhausaufenthalte, die keine wirkliche Verbesserung des Zustandes des Betroffenen mehr ermöglichen können – ihn aber belasten und beunruhigen –, führen zu einem Anstieg von Kosten. So entstehen innerhalb des letzten Lebensjahrs die höchsten Behandlungskosten für einen Menschen. Diese sind dann gerechtfertigt, wenn sie zu einer Verbesserung seines Zustands oder empfundener Lebensqualität führen. Dies ist jedoch am Lebensende, in der Sterbephase, häufig nicht mehr möglich.[5]

In anderen Fällen können Ziele auch durch entsprechende Maßnahmen, die frühzeitig organisiert wurden und im Bedarfsfall schnell eingesetzt werden (siehe Kap. 5.3.2, S. 64 »Plan für alle Fälle«), in der Einrichtung umgesetzt werden. Eine fremde Umgebung, unbekannte Menschen, Belastungen durch diagnostische Maßnahmen stellen für den Betroffenen, insbesondere für Menschen mit gerontopsychiatrischen Erkrankungen oder geistigen Behinderungen, oftmals eher eine Belastung dar. Sie erzeugen nicht selten Angst oder andere Auswirkungen, die zu einer Einschränkung des Wohlbefindens führen.

Folgende Ziele lassen sich aus politischer Sicht formulieren:
- Unnötige Krankentransporte, Einweisungen oder Verlegungen in andere Einrichtungen sind möglichst verhindert.
- Aufgrund eines gezielten Symptommanagements und durch eine koordinierte Vernetzung der Leistungspartner im Netzwerk sind erforderliche Leistungen gezielt erkannt und organisiert. Doppelleistungen werden verhindert.
- Aufgrund erkannter potenzieller Probleme und den daran anschließenden, organisierten Prophylaxen, sind Kosten vermieden, die bei der Behandlung komplexer oder weit fortgeschrittener Symptome entstünden.

2.6   Ziele im Bereich gesellschaftlicher Wertebildung

Im Hinblick auf die hervorragenden Angebote eines Hospizes, darf es nicht sein, dass Menschen in anderen Einrichtungen sterben, in denen sich die Anforderungen, Zielsetzungen und Handlungsangebote massiv von denen eines Hospizes unterscheiden.

Die an den Bedürfnissen des Sterbenden orientierte Kultur, wie sie sich im Hospizgedanken zeigt, muss sich künftig in einem generalisierten Werteschema aller Einrichtungen zeigen, die Schwerkranke und Sterbende versorgen. Das gilt für die dort

---

[5]   vgl. Statistisches Bundesamt in: Wirtschaft und Statistik, 07/2011: 666

gelebte Radikale Orientierung am Sterbenden, das umfangreiche, auf die Sicherung von Wohlbefinden ausgerichtete Symptommanagement und die Einbindung von Trauer- und Angehörigenarbeit.

Sterben und Tod dürfen als gesellschaftliche Handlungsräume nicht länger tabuisiert werden. Die letzte Lebensphase muss in das Bewusstsein eines jeden Menschen gerückt werden. So, wie alles Erdenkliche im Gesundheitswesen getan wird, wenn ein Mensch auf die Welt kommt, bedarf es mit der gleichen Wichtigkeit der spezifischen Fürsorge (Care) am Lebensende.

Hinsichtlich der Menschenwürde können konkrete Bedingungen geschaffen werden, die die besondere Haltung und Achtung des Individuums und seines Selbstbestimmungsrechts ermöglichen

- Das Sterben als Phase eines jeden Lebens wird als Thema in das gesellschaftliche Bewusstsein transportiert.
- Die Diskussion über das, was der Mensch in seiner letzten Lebensphase benötigt, ist angeregt.
- Festlegungen zu seinem Willen, d.h. eine von ihm mitbestimmte Versorgungsplanung für das Lebensende, werden Richtmaß im Bereich des medizinischen und pflegerischen Handelns. Das Selbstbestimmungsrecht des Menschen in der palliativen Phase wird stärker beachtet.
- Die Rahmenbedingungen, die benötigt werden, um eine angemessene Pflege, Betreuung, Versorgung und Therapie zu ermöglichen, sind benannt und werden etwa in Beratungen thematisiert.
- Die Rollen der einzelnen Handlungsakteure sind benannt und entsprechende Handlungen aufgezeigt. Kommunikation und Kooperation finden in einem demokratischen Arbeitsbündnis statt.
- Möglichkeiten und Grenzen der Implementierung und Umsetzung von Hospizgedanken und Palliativversorgung in stationären Pflegeeinrichtungen sind analysiert und thematisiert.
- Die Diskussion um eine zusätzliche bzw. verbesserte Finanzierung der Umsetzung einer spezifischen Palliative Care in den stationären Pflegeeinrichtungen ist angeregt und findet fundiert statt. Dadurch sind geeignete Argumentationshilfen für die Verhandlungen mit Vertretern aus Politik und mit den Kostenträgern initiiert, begründet und liegen in schriftlicher Form vor.

3   DIE VORAUSSETZUNGEN FÜR DIE IMPLEMENTIERUNG DES HOSPIZ- UND PALLIATIVGEDANKENS

Damit der Implementierungsprozess eines Palliativkonzeptes erfolgreich verläuft, sind einige Voraussetzungen zu schaffen. Diese sind auf unterschiedlichen Ebenen angesiedelt, die im Folgenden betrachtet werden.

3.1   Voraussetzung 1: Ressourcen auf den Ebenen von Politik und Kostenträgern schaffen

Viele Mitarbeiter und etliche Einrichtungen leisten bereits seit Jahren eine gute Palliative Care, ohne dass dieses bisher politisch, gesellschaftlich und von den zuständigen Kostenträgern angemessen anerkannt wurde. Grundsätzlich kann der Hospiz- und Palliativgedanke nicht allein deswegen gelebt werden, weil seine Notwendigkeit gefordert wird. Es gilt, die entsprechenden Voraussetzungen zu schaffen, um die Anerkennung und letztlich die Finanzierung dafür zu schaffen. Denn mit der spezifischen Care, die in der Umsetzung von Hospiz- und Palliativkultur erforderlich wird, entstehen umfangreiche, zeitaufwendige neue Aufgaben und höhere Anforderungen an die Qualifikation der Mitarbeiter.

Es muss zum einen durch die Refinanzierung ein finanzieller Rahmen geschaffen werden, die Mitarbeiter zu qualifizieren, die Konzeptentwicklung zu unterstützen und den Aufbau von Netzwerken auch außerhalb der Einrichtung zu ermöglichen. Zum anderen bedarf es auch der Anerkennung spezifischer Aufgaben, die über das SGB XI (Elftes Gesetzbuch) für die stationären Einrichtungen der Altenhilfe oder durch die Finanzierung über den Landschaftsverband in den Einrichtungen der Behindertenhilfe bislang nicht vorgesehen sind. Die Umsetzung von Palliative Care bedeutet oftmals mehr und auch spezifischere bzw. zeitintensivere Handlungen. Dafür findet sich keine explizite Anerkennung, z. B. bei der Bemessung des Pflegegrades. Im Kapitel 5 dieser Publikation werden die speziellen, erhöhten Anforderungen belegt (vgl. S. 48).

Die ausschließliche Finanzierung externer Zusatzleistungen, wie sie durch die SAPV und begleitende Möglichkeiten von ambulanten Hospizdiensten angeboten werden, können – quasi als Kompensationsmöglichkeiten – nicht als ausreichend angesehen werden. Denn der betroffene Bewohner sucht in seiner letzten Lebensphase häufig die Begleitung und Anwesenheit eines ihm bekannten und vertrauten Menschen an seiner Seite – also den ihn bereits länger versorgenden Mitarbeiter der Einrichtung. Außerdem kann der Bereich der Netzwerkkoordination und der Beratung nicht in jedem Fall durch externe Mitarbeiter, wie etwa durch Mitarbeiter des SAPV-Teams oder des behandelnden Arztes, gewährleistet werden. Häufig werden frühzeitig beim Auftreten einer palliativen Situation, nicht selten fast sofort, Gespräche zur Klärung und Koordination des weiteren Vorgehens mit einzelnen Netzwerkpartnern erforderlich. Diese können zeitnah nur von der Pflegefachkraft oder einer Palliative-Care-Expertin vor Ort vorgenommen werden. Sie beide gelten als »Steuermann oder -frau« des Gesamtprozesses.

3.2 Voraussetzung 2: Das Verständnis von Palliative Care etablieren

3.2.1 Begriffsklärung Palliative Care

Der Begriff palliativ wird aus dem lateinischen *palliare* (= mit einem Mantel bedecken) abgeleitet und bedeutet so viel wie den Betroffenen in einen schützenden Mantel einzuhüllen. Grundsätzlich wird der Begriff verwendet, wenn Therapieziele und Maßnahmen nicht mehr kurativ ausgerichtet sind, d.h. auf Heilung, sondern der Erhaltung oder Wiederherstellung einer größtmöglichen Lebensqualität dienen.

»Palliative Care (Palliative Medizin, Pflege und Begleitung) entspricht insgesamt einer Haltung und Behandlung, welche die Lebensqualität von Patienten und ihren Angehörigen verbessern sollen, wenn eine lebensbedrohliche Krankheit vorliegt. Sie erreicht dies, indem sie Schmerzen und andere physische, psychosoziale und spirituelle Probleme frühzeitig und aktiv sucht, immer wieder erfasst und angemessen behandelt.[6]

»**Palliative Care:**
- ermöglicht die Linderung von Schmerzen und anderen belastenden Symptomen;
- bejaht das Leben und erkennt Sterben als normalen Prozess an;
- beabsichtigt weder die Beschleunigung noch Verzögerung des Todes;
- integriert psychologische und spirituelle Aspekte der Betreuung;
- bietet Unterstützung, um Patienten oder anderen Betroffenen zu helfen, ihr Leben so aktiv wie möglich bis zum Tod zu gestalten;
- bietet Angehörigen Unterstützung während der Erkrankung des Patienten und in der Trauerzeit;
- beruht auf einem Teamansatz, um den Bedürfnissen der Patienten und ihrer Familien zu begegnen, auch durch Beratung in der Trauerzeit, falls notwendig;
- fördert Lebensqualität und kann möglicherweise auch den Verlauf der Erkrankung positiv beeinflussen;

---

[6] http://www.hospizimpark.ch/palliative-care/, abgerufen am 03.06.2016

- kommt frühzeitig im Krankheitsverlauf zur Anwendung, auch in Verbindung mit anderen Therapien, die eine Lebensverlängerung zum Ziel haben, wie z. B. Chemotherapie oder Bestrahlung, und schließt Untersuchungen ein, die notwendig sind um belastende Komplikationen besser zu verstehen und zu behandeln.«[7]

3.2.2   Palliative Care als Kultur

Palliative Care erfordert keine Technik, sondern vor allem eine bestimmte Haltung oder Einstellung des Einzelnen. Denn jegliches Handeln wird immer von den Werten des Handelnden beeinflusst. Diese sind geprägt durch Erziehung, Gesellschaft, Erfahrungen sowie etwa familiär gewachsenen Einstellungen, was unter einem guten, richtigen oder falschen, unangemessenen Handeln zu verstehen ist (vgl. Abb. 1, S. 30).

Zur Umsetzung einer geeigneten Palliative Care benötigen der einzelne Mitarbeiter wie auch das gesamte Team spezifische Wertvorstellungen, also eine gemeinsam geprägte und verstandene Kultur. Nicht selten sind sich die Menschen jedoch ihrer Werte und Normvorstellungen nicht bewusst oder ihre persönlichen Lebens- und Berufswege haben zu anderen, für die Gestaltung von Palliative Care ungeeigneten Werten geführt. Ein Beispiel dafür wäre die Annahme, dass »man doch einmal am Tag von oben bis unten gewaschen sein muss«.

Unter der Kultur von Palliative Care sind Haltungen, Werte und Vorstellungen zu verstehen, die bei den Handlungsakteuren vorhanden sind und ihre Handlungen beeinflussen. Palliative Care als Handlungskonzept bedeutet die Ausrichtung der konkreten Handlungen in der realen Praxis auf die bestehenden spezifischen Ziele. Eine entsprechende Kultur, hier als ein kollektiv verstandenes Werteschema verstanden, muss mit allen hierarchischen Ebenen und Berufsgruppen ausgebildet und schriftlich festgelegt werden, damit keine personenabhängige Qualität entsteht. Entsprechende Werte sind aus der Hospizphilosophie abzuleiten.

Im Kapitel 5 (vgl. S. 48) werden die Grundsäulen eines Palliative-Care-Konzeptes dargestellt. An diesen und den ihnen zugrunde liegenden Wertvorstellungen müssen sich alle Handlungen ausrichten. Denn erst dann folgen Behandlung, Pflege, Betreuung und Versorgung anderen Zielen als in Versorgungssituationen des „normalen" Lebens oder solchen, die kurative Zwecke fokussieren. Daher sind auch andere Handlungen notwendig. Das bisher Übliche bedarf einer Überprüfung und muss ggf. angepasst oder gar ganz unterlassen werden.

---

[7]   WHO Definition of Palliative Care, 2002, deutsche Übersetzung, abgerufen am 02.08.2016 unter https://www.dgpalliativmedizin.de/images/stories/WHO_Definition_2002_Palliative_Care_englisch-deutsch.pdf.

Um dieses veränderte Vorgehen strategisch zu organisieren und gleichzeitig »aushalten« zu können, müssen notwendige Werte diskutiert, also einem Prozess der Werteentwicklung oder Werteanalyse unterzogen werden. Das ist konzeptionelles Arbeiten an einer gemeinsamen Kultur, die im Bereich der Palliative Care unverzichtbar ist.

Als zentrale Werte können angesehen werden:
- Jedes Handeln orientiert sich am Betroffenen und stellt ihn in den zentralen Mittelpunkt aller Überlegungen, Entscheidungen und Handlungen (s. auch Kap. 5.3.1).
- Der Betroffene soll möglichst frei von für ihn belastenden Symptomen sein. Ein gutes, auf die individuelle Situation ausgerichtetes Symptommanagement ist erforderlich (s. auch Kap. 5.3.2).
- Palliative Care wird in einem Team ermöglicht. Mitglieder des interprofessionellen Teams werden einbezogen, ihre Arbeit ist ebenso wichtig und wertvoll wie die eigene – Ziele werden gemeinsam angestrebt. Eine effektive Netzwerkarbeit ist erforderlich (s. auch Kap. 5.3.3).
- Um die bestmögliche Versorgung und Lebensqualität für den Betroffenen zu ermöglichen, ist eine ständige Evaluation des Pflege-, Betreuungs- und Versorgungsprozesses wichtig. Daraus werden Erkenntnisse über ein gelungenes Handeln sowie über Veränderungsbedarfe generiert (s. auch Kap. 5.3.5).
- Trauer und Abschied vom Leben wird als eigener Prozess aber auch als Teil des Lebens betrachtet. Die Begleitung in der Trauerarbeit wird als wichtiger Bestanteil im Versorgungsplan angesehen, damit der Sterbende sein Leben bedenken, möglichst abschließen und in Frieden sterben kann (s. auch Kap. 5.3.6).
- Angehörige sind als Teil eines komplexen Systems zu verstehen, in dem der Betroffene lebt. Sie werden ebenfalls als Betroffene angenommen und erhalten Hilfe, Betreuungs- und Begleitungsangebote (s. auch Kap. 5.3.7).

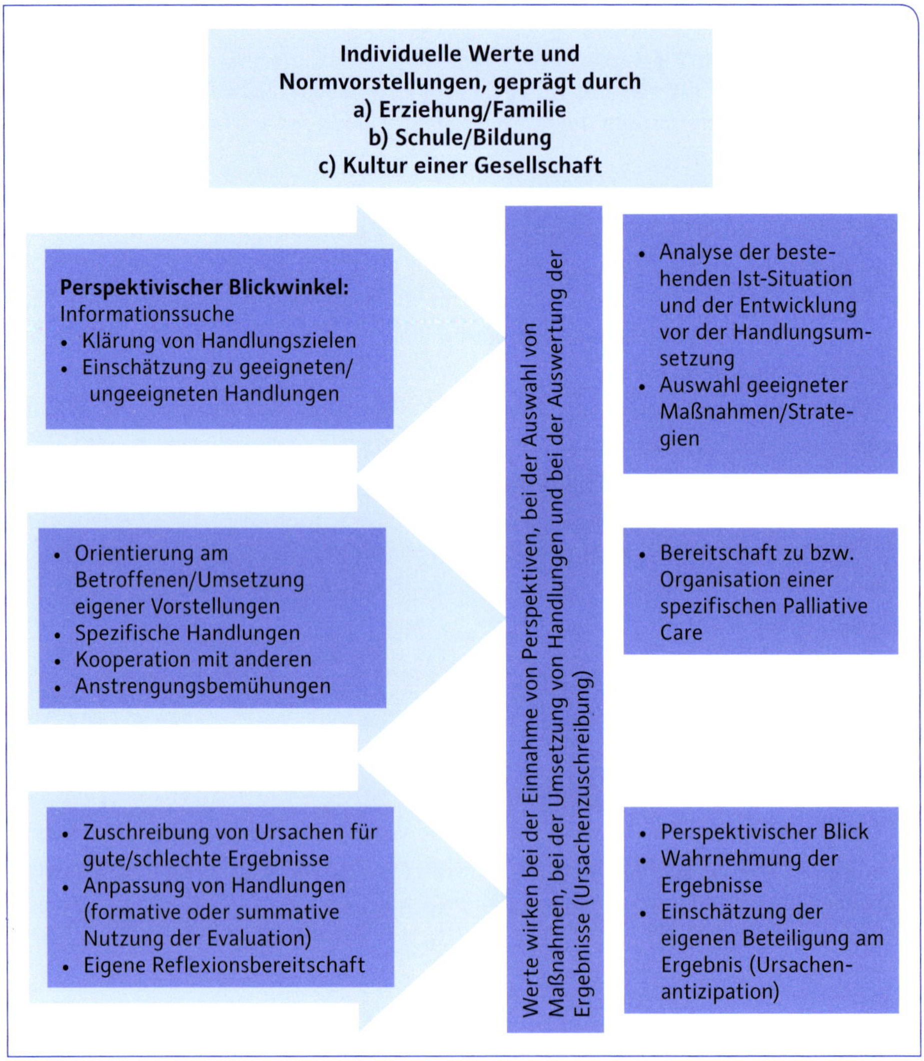

Individuelle Werte und
Normvorstellungen, geprägt durch
a) Erziehung/Familie
b) Schule/Bildung
c) Kultur einer Gesellschaft

Perspektivischer Blickwinkel:
Informationssuche
- Klärung von Handlungszielen
- Einschätzung zu geeigneten/ungeeigneten Handlungen

- Orientierung am Betroffenen/Umsetzung eigener Vorstellungen
- Spezifische Handlungen
- Kooperation mit anderen
- Anstrengungsbemühungen

- Zuschreibung von Ursachen für gute/schlechte Ergebnisse
- Anpassung von Handlungen (formative oder summative Nutzung der Evaluation)
- Eigene Reflexionsbereitschaft

Werte wirken bei der Einnahme von Perspektiven, bei der Auswahl von Maßnahmen, bei der Umsetzung von Handlungen und bei der Auswertung der Ergebnisse (Ursachenzuschreibung)

- Analyse der bestehenden Ist-Situation und der Entwicklung vor der Handlungsumsetzung
- Auswahl geeigneter Maßnahmen/Strategien

- Bereitschaft zu bzw. Organisation einer spezifischen Palliative Care

- Perspektivischer Blick
- Wahrnehmung der Ergebnisse
- Einschätzung der eigenen Beteiligung am Ergebnis (Ursachenantizipation)

Abb. 1: Wirkung handlungsleitender Werte bei der Handlungsorganisation.

3.3   Voraussetzung 3: Sich für ein Palliative-Care-Konzept entscheiden

Unter einem Konzept versteht man allgemein einen »klar umrissenen Plan, Programm für ein Vorhaben«.[8] Bezogen auf den Handlungsbereich von Palliative Care sollte das Konzept einen Bezugs- und Orientierungsrahmen für die angestrebten Ziele geben – dazu gehören Hinweise und deutliche Angaben über zu erbringende oder mögliche Handlungen.

Der Aufbau von Palliative-Care-Konzepten ist in der realen Handlungspraxis hochgradig unterschiedlich. Es kann zwischen einem einseitigen Flyer, der in wenigen Sätzen die Philosophie der Einrichtung erklärt und in dem die Kernhandlungen benannt werden, und einer differenzierten Ausarbeitung differieren, in der verschiedene Bereiche handlungsleitend und ausführlich erläutert werden. Die Tabelle 1 zeigt beide Möglichkeiten und potenzielle Inhalte.

Tabelle 1: Mögliche Inhalte des Palliative-Care-Konzepts in differenzierter Darstellung und als Flyer

	Differenzierte, ausführliche Konzeptdarstellung	Flyer oder Broschüre
1 Allgemeines und Philosophie	• Klärung der Palliative-Care-Philosophie: Wie wird der Begriff in der Einrichtung verstanden? • Vernetzung mit dem Pflegekonzept • Konzeptbereiche zur Umsetzung von Palliative Care • Beschreibungen zu den Säulen der Palliative Care (s. auch Kap. 5)	• Allgemeine Hinweise • Zielbeschreibung des Palliative-Care-Konzepts
2 Radikale Orientierung am Sterbenden	• Beachtung der Vorstellungen des schwerkranken/sterbenden Menschen • Versorgungsplanung für die letzte Lebensphase • Vertretung der Interessen gegenüber Dritten	
3 Symptom-management	• Konkrete Handlungen im täglichen Prozess • Symptomkontrolle – Verfahren • Kooperation mit Netzwerkpartnern	• Übersicht über Angebote • Kurzbeschreibungen
4 Teamarbeit	• Abbau der Hierarchie • Konkrete Prozesse zur Arbeit im Team	
5 Netzwerk und Interdisziplina-rität	• Kooperationsvereinbarungen • Fallbesprechungen/Ethische Fallbesprechungen (Inhalte könnten auch unter Punkt 2 oder 3 dargestellt werden)	

▶▶

---

[8]   Vgl. Duden online, Stichwort »Konzept«, abgerufen am 30.06.2016.

	Differenzierte, ausführliche Konzeptdarstellung	Flyer oder Broschüre
6 Qualitäts-management	• Spezifische Prozesse • Tägliche Auswertung und Evaluation • Evaluation nach dem Tod des Betroffenen	
7 Angehörigen-arbeit	• Konkrete Formen und Angebote	
8 Trauer-begleitung	• Lebensbegleitende Trauerarbeit • Begleitung von trauernden Angehörigen • Begleitung und Angebote zur Trauerbegleitung von anderen Bewohnern • Trauerbegleitung im Team	
9 Extras	In einem separaten Ordner zu hinterlegen sind: • Arbeitshilfen als Prozessbeschreibungen • Ggf. Formulierungshilfen • Kooperationsvereinbarungen • Ggf. Formulare, Dokumente, Checklisten • Versorgungsplanung für das Lebensende • Dokumente und Ausfüllhilfen zur Patientenver-fügung, Vorsorgevollmacht und Betreuungs-vollmacht • Formulare zur Fallbesprechung und Ethischen Fallbesprechung • Formulare zur Pflegevisite • Ggf. Dokumente über Informationen von Netz-werkpartnern • Ggf. Hinweise zur Erarbeitung und Implemen-tierung des Konzepts	• Ggf. Verweise auf Quellen für weitere Informationen

3.3.1   Das Palliative-Care-Konzept als gemeinsame Orientierungs-hilfe und Handlungsgrundlage

Obwohl sich die Mitarbeiter in stationären Pflegeeinrichtungen immer schon den Anforderungen der Pflege, Betreuung und Versorgung auch schwerkranker und ster-bender Menschen gestellt haben, ist die nun angestrebte, spezifische Palliative Care oftmals eine neue oder erweiterte Anforderung.

Nicht mehr schwerpunktmäßig personenabhängig, sondern geplant, systematisch und in der Handlungsanwendung auf die spezifischen Ziele von Hospizgedanken und Pal-liativversorgung ausgerichtet, erarbeiten die Einrichtungen ein Konzept, in dem ihre gemeinsame Kultur und die von ihnen zu erbringenden Leistungen dargestellt werden. Das entsprechende Palliative-Care-Konzept bildet die Handlungsgrundlage der zu-künftigen Versorgung und Alltagspraxis. Ferner kann es beispielsweise bei Einstellungsgesprächen, in der Praxisbegleitung von Auszubildenden sowie in der Außendarstellung der Einrichtungen genutzt werden. Die im Konzept beschriebenen Ziele und die dargestellten Handlungen geben somit einen Orientierungs- und Handlungsrahmen für Menschen vor, die sich mit der Palliative-Care-Philosophie auseinandersetzen. Auch bei Gesprächen mit den Angehörigen, bei MDK-Qualitätsprüfungen oder bei Verhandlungen mit den Kostenträgern kann es genutzt werden. Durch fortlaufende Soll-Ist-Vergleiche – im Rahmen des Qualitätsmanagements (z. B. bei der Evaluationen von Pflege- und Betreuungsprozessplanungen oder Audits) – wird schließlich ein Vergleich der angestrebten Strategien mit den tatsächlichen Ergebnissen vorgenommen und so ein kontinuierlicher Prozess der Qualitätsentwicklung angestoßen. Als Endergebnis kann sich die Einrichtung zertifizieren lassen. Grundlage dafür ist, dass die Bedingungen und Forderungen der Palliative-Care-Philosophie einerseits konzeptionell beschrieben und andererseits in der realen Handlungspraxis nachgewiesen sind.

Konkrete Konzeptbestandteile lassen sich insbesondere in den Kapiteln 5.1–5.5 nachvollziehen.

3.3.2   Die Entwicklung und Implementierung des Palliative-Care-Konzepts

Konzepte stellen immer die konkrete Beschreibung eines Plans dar, hier der Gestaltung und Umsetzung von Palliative Care. Ein solcher Plan kann immer nur für eine bestimmte Einrichtung oder Organisation erarbeitet werden, da die vorhandenen Strukturen und Prozesse häufig von speziellen Bedingungen abhängig sind oder zumindest durch diese beeinflusst werden. Große Träger mit mehreren Einrichtungen erstellen ggf. ein generelles Konzept, das dann in Teilbereichen individuell an die einzelne Einrichtung angepasst oder erweitert werden kann.

Es soll jedoch nicht nur pragmatisch ein Konzept erstellt werden. Vielmehr ist parallel gleichsam die Entwicklung einer spezifischen Haltung bei den Mitarbeitern anzustreben, es soll also eine Palliativ-Kultur entstehen. Im Diskurs um die Thematik, um die Besonderheiten der Zielgruppe, um die anzustrebenden Ziele und Maßnahmen sollen die Mitwirkenden ihre eigenen Haltungen reflektieren. Es gilt, die den eigenen Entscheidungen und Handlungen zugrunde liegenden Werte zu erkennen, zu bewerten und ggf. anzupassen.

Menschen setzen Neuerungen eher um, wenn sie sich selbst dafür entscheiden oder die Vorgaben nachvollziehen können. Sind sie an der Entwicklung von Konzepten beteiligt, leben sie es eher. Eine solche Beteiligung wird innerhalb von Bottom-up-Verfahren umgesetzt (s. Kap. 6.1.1, S. 108). Konzepte, die ausschließlich in der Führungsebene entwickelt und dann an die Mitarbeiter verordnet werden, bleiben oftmals unbeachtet.

3.4   Voraussetzung 4: Grenzen erkennen

3.4.1   Personelle und strukturelle Grenzen

In weiten Teilen kann die Implementierung des Hospiz- und Palliativgedankens (s. WHO-Definition in Kap. 3.2.1, S. 27 f.) in den stationären Einrichtungen als realistisch eingeschätzt werden. Dennoch lassen sich auch Grenzen erkennen. Nicht zu leugnen ist, dass gravierende Unterschiede im Bereich der personellen Ressourcen zwischen einem Hospiz und einer stationären Pflegeeinrichtung bestehen. Im direkten Vergleich hat eine Pflegefachkraft in einer stationären Pflegeeinrichtung in der Regel eine vielfach höhere Anzahl an Menschen zu versorgen. Allein dieser Umstand lässt erkennen, dass die Anwesenheit der Pflegefachkraft beim einzelnen Menschen zeitlich begrenzt, dass ihre Aufmerksamkeit auf eine deutlich größere Bezugsgruppe gerichtet und der aufzubringende Zeitraum für Organisations- und Managementaufgaben, für bürokratische Handlungen, deutlich größer ist. Auch im Bereich vorhandener Strukturen im Sinne von Zimmer, Zimmerausstattung und Hilfsmitteln kann es Unterschiede geben. Es ist somit wichtig, sich immer wieder bewusst zu machen, dass die Orientierung am Hospizgedanken immer nur die entsprechende Ausrichtung einer Pflegeeinrichtung haben kann und keine vollständige Übertragung.

Nicht genügend in Palliative Care qualifizierte Mitarbeiter in der Einrichtung erschweren den Prozess der Implementierung ebenso wie die oftmals nicht erfolgende Schaffung von Zeitfenstern, in denen Palliative-Care-Expertinnen in ihrer beratenden, anleitenden und organisierenden Funktion tätig werden können. Insbesondere wenn sie ihre Aktivitäten bereichsübergreifend wahrnehmen sollen, sind die folgenden Fragen zu klären:
- Welche Aufgaben haben sie?
- Wann, in welchen Zeitfernstern kann oder sollen sie diese ausführen?
- Wo beginnen Verantwortlichkeit und Zuständigkeit der übrigen Mitarbeiter?

Werden nur einzelne Mitarbeiter qualifiziert und folgend diese Fragen nicht geklärt, bleibt es häufig beim Vorsatz der Implementierung.

Ein weiteres Hemmnis entwickelt sich, wenn sich Prüfer der verschiedenen Prüfinstanzen, Leitungskräfte der stationären Einrichtungen oder die Handelnden im Bereich von Pflege, Betreuung und Versorgung nicht immer wieder neu an den Fragen orientieren, was jetzt wichtig, richtig und zielführend ist und welche Handlungen vielleicht auch besser unterlassen werden sollten. Dann besteht die Gefahr, dass es bei tradierten Entscheidungs- und Handlungsschemata bleibt.

3.4.2   (An)Erkennen der Situation

Beim Einzug in ein Hospiz wissen der Betroffene, seine Angehörigen und der Arzt, der die Hospizbedürftigkeit bescheinigt hat, dass es sich um eine Palliativsituation handelt. Der Betroffene und sein Umfeld wissen, dass er sich am Lebensende befindet. Bei Aufenthalten in stationären Pflegeeinrichtungen sowie in Einrichtungen der Behindertenhilfe wird die zum Teil geringe Lebenserwartung des einzelnen Menschen, die Palliative-Care-Bedürftigkeit und -Notwendigkeit nicht immer erkannt. Darin besteht eine weitere Begrenzung. Denn vielfach wird weiterhin eine Lebensverlängerung fokussiert, anstatt die Zielsetzung therapeutischer Maßnahmen nun unter dem Blickwinkel von Lebensqualität zu sehen. Wollen oder können einzelne Akteure nicht erkennen, dass es sich um die letzte Lebensphase eines Menschen handelt, werden möglicherweise Maßnahmen ergriffen, die überflüssig oder sogar ungeeignet sind, während andere, sinnvolle Ziele und Schritte aus der Palliative Care nicht umgesetzt werden.

3.4.3   Finanzielle Grenzen

Lehnen dann noch die Kostenträger die Kostenübernahme für spezifische Maßnahmen ab, wie etwa für Hilfsmittel, die zur Sicherung des letzten Wohlbefindens sinnvoll wären, geben Angehörige oder Betreuer Geld aus dem Privatvermögen des Betreuten nicht frei und wird die Einstufung in höhere Pflegestufen/Pflegegrade nicht erkannt oder anerkannt, entstehen weitere Hemmnisse in der Gestaltung von Palliative Care.

Einen Überblick über Hemmnisse bei der Umsetzung von Palliative Care bietet die Tabelle 2, S. 36.

Tabelle 2: Hemmnisse bei der Umsetzung von Palliative Care (PC)

Hemmnisse bei den Mitarbeitern	Institutionelle Hemmnisse	Gesellschaftliche Hemmnisse
• Keine Kenntnisse über das PC-Konzept • Keine Kenntnisse über die PC-Philosophie • Geringe Anzahl qualifizierter Mitarbeiter (Palliative-Care-Fort- und Weiterbildungen) • Unzureichende Motivation, sich mit den Anforderungen auseinander zu setzen • Falsche Schwerpunktsetzung (z.B. Körperpflege als wichtigster Handlungsbereich) • Keine Empathie (Radikale Orientierung am Sterbenden ist problematisch) • Unzureichende Kenntnisse zum Symptommanagement • Keine Motivation zur Erfassung, Dokumentation und Auswertung von Symptomen • Unzureichende Kenntnisse im Managen der Palliativsituation • Unzureichende Kompetenzen in der Netzwerkkoordination • Angehörige werden nicht als Beteiligte und Betroffene gesehen • Befürworten einer schnellen Einweisung in ein Krankenhaus (Verantwortung »wegschieben«)	• Kein Konzept vorhanden • Leitung steht nicht hinter dem PC-Konzept/der PC-Philosophie • Starke Hierarchie und Top-down-Methode in der Erarbeitung eines Konzepts • Wenig Demokratie und Partizipation in der Zusammenarbeit mit Mitarbeitern – autoritärer Führungsstil • Hilfebedarfe der Mitarbeiter werden nicht erkannt • Mitarbeiter erhalten keine Unterstützung bei Belastung • Keine Möglichkeiten zum Lernen (Fort- und Weiterbildung, Literatur) • Reflexionen werden nicht angebahnt, als unnötiger Zeitaufwand verstanden • Hohe Fluktuation, Rotationsprinzip in kurzen Intervallen (Teams können sich nicht finden) • Teilweise 2-Bett-Zimmer mit nur geringem Rückzugsraum • Keine klaren Vorstellungen zur Kooperation mit mögl. Netzwerkpartnern	• Keine spezifische direkte Vergütung von PC in den Einrichtungen, keine Anerkennung des Mehraufwands in der Pflege, Betreuung und Versorgung • Geringe gesellschaftliche Anerkennung der Leistung der Mitarbeiter in den stationären Pflegeeinrichtungen • Angehörige lehnen zum Teil eigene Beteiligung ab/Kooperation ist erschwert • Hausärzte willigen nur bedingt in die Integration eines Palliativmediziners ein • Teilweise nicht vorhandene palliative Qualifikation der Hausärzte • Gesetzliche Vorgaben (z.B. keine Bevorratung nicht bewohnerbezogener Arzneimittel möglich)

4 DIE RAHMENBEDINGUNGEN FÜR DIE GESTALTUNG UND UMSETZUNG VON PALLIATIVE CARE

4.1 Das Verhältnis des Palliative-Care-Konzepts zum Pflege- und Betreuungskonzept

Bereits seit ungefähr 20 Jahren wird von den stationären Pflegeeinrichtungen der Altenhilfe ein Pflege- und Betreuungskonzept gefordert und bereitgestellt, in dem die grundsätzliche Philosophie der Einrichtung, der genutzte pflegetheoretische Handlungsrahmen und konkrete Angaben zur Umsetzung einer daraus abgeleiteten Pflege, Betreuung und Versorgung aufgezeigt werden.

Hieran anschließen soll sich nun das Palliative-Care-Konzept (PCK). Dabei sollen aber nicht zwei isolierte Konzepte nebeneinander bestehen. Das PCK ist vielmehr ein Anhang oder eine Erweiterung des bestehenden Pflegekonzepts – mit der Ausrichtung auf die spezifische Zielgruppe der Schwerkranken und Sterbenden. Die Forderung nach einem entsprechenden Konzept zur Sterbebegleitung findet sich auch in der »Prüfanleitung zum Erhebungsbogen zur Prüfung in der stationären Pflege« vom Medizinischen Dienst des Spitzenverbandes Bund der Krankenkassen (MDS 2014: 94):

»Gibt es konzeptionelle Aussagen zur Sterbebegleitung?   ja ☐   nein ☐
Ausfüllanleitung zu 8.10:
- Konzeptionelle Aussagen zur Sterbebegleitung müssen über folgende Mindestinhalte verfügen:
- Absprachen des Bewohners mit der stationären Pflegeeinrichtung über Wünsche und Vorstellungen zur letzten Lebensphase und zum Verfahren nach dem Tod
- Die Vermittlung einer psychologischen oder seelsorgerischen Sterbebegleitung (z.B. über einen Hospizdienst«

Die hier aufgestellte, minimalistische Forderung – hinsichtlich der Absprachen mit dem Betroffenen über seine Vorstellungen und Wünsche in der Lebensendsituation und nach seinem Tod sowie die Vermittlung eines ambulanten Hospizdienstes – legt nicht nahe, dass es sich bei der Organisation von Palliative Care um eine komplexe Gesamthandlung mit multiplen Einzelhandlungen handelt. Daher ist die Verknüpfung beider Konzepte (Pflege- und Palliative-Care-Konzept) oder sind ergänzende Darstellungen sinnvoll.

4.2   Ziele – Strukturen – Prozesse

Werden mit dem Palliative-Care-Konzept (PCK) bestimmte Ergebnisse oder Ziele angestrebt, sind hierfür

1. besondere Strukturen (hier als erforderliche Bedingungen oder Grundvoraussetzungen zu verstehen) und
2. die systematische und gemanagte Organisation bestimmter Handlungsprozesse erforderlich.

Zunächst gibt es generealisierbare Bedingungen für die Einführung eines PCK. Sie sind Voraussetzungen für eine erfolgreiche Implementierung:

- Die Einrichtung muss sich der Notwendigkeit und der Wichtigkeit der Implementierung von Palliative Care bewusst sein und bereit sein, entsprechende Haltungen zu erzeugen und Handlungen zu implementieren.
- Es sollte ein Konzept erarbeitet werden (oder als zweite Phase schon vorhanden sein), das zur Information neuer Mitarbeiter und zu möglichen Soll-Ist-Abgleichen genutzt wird.
- Es ist zunächst erforderlich, das angestrebte Soll und das vorhandene Ist ständig zu überprüfen. So lassen sich bereits erreichte Ziele ebenso erkennen wie weiterhin vorhandene Hilfebedarfe.

Ziele

Ziele müssen erkennbar und für alle nachvollziehbar transparent sein. Ohne eine eindeutige Zielsetzung werden die Prozesse, die durch die Implementierung des Konzepts in Gang gesetzt werden, ggf. personengebunden und individuell von der Entscheidung und vom Vorgehen des einzelnen Mitarbeiters abhängig. Die Ziele sind dann nicht prozessgebunden. Im Hinblick auf ein gelingendes Qualitätsmanagement wird jedoch immer eine Umsetzung der Handlungen angestrebt, die unabhängig vom einzelnen Mitarbeiter ist. Die pflegebedürftigen Menschen sollen darauf vertrauen können, dass – unabhängig vom Zeitpunkt ihrer Aufnahme oder anderen individuellen Voraussetzungen – die sie betreuenden und pflegenden Personen, einen bestimmten Standard und eine bestimmte Qualität der Versorgungsleistungen bieten. **Die Prozesse müssen also reproduzierbar, personenunabhängig und von wiederkehrender Qualität sein.**

Auch eine formative, also prozessbegleitende Evaluation, bei der immer wieder neu überprüft wird, ob ein Ziel erreicht wurde oder eine Anpassung der Handlungen erforderlich ist, kann nur anhand der gesetzten Ziele erfolgen, die zunächst im Konzept beschrieben wurden. Ein geregeltes Qualitätsmanagement ist ohne eine vorangehende Zielklärung nicht denkbar. In der individuellen Versorgung, Pflege, Betreuung und Behandlung müssen sich diese Ziele dann in der konkreten Handlung widerspiegeln.

Die anzustrebenden Ziele können zum einen der WHO-Definition zum Begriff Palliative Care entnommen (vgl. Kap. 2, S. 18 ff.), zum anderen als Teilziele aus diesen abgeleitet werden (vgl. Kap. 5.3.1 bis 5.3.7, S. 54 ff.).

Strukturen

Strukturen, also **existente Bedingungen und Umstände, sind erforderlich, um bestimmte Ziele zu erreichen.** Strukturelle Voraussetzungen sind:

- Eine ausreichende Anzahl von Mitarbeitern muss zur Verfügung stehen.
- Bestenfalls sollte eine Pflegefachkraft mit entsprechender Weiterbildung in Palliative Care vor Ort sein, die die Beratung von Betroffenen, Angehörigen und Mitarbeitern wahrnimmt. Dafür sollte ihr ein bestimmtes Stundenkontingent zugesprochen werden, sodass sie entsprechend planen kann.[9]
- Qualifikationen/Kompetenzen bei den Mitarbeitern (Palliative-Care-Qualifikation bei mindestens einer Pflegefachkraft pro Bereich oder einem Palliative-Care-Konsilteam) sollten vorhanden sein. Um kompetent handeln zu können, bedarf es zudem geeigneter Wertvorstellungen, die die Hospiz- und Palliativgedanken aufnehmen und wiederspiegeln.[10]
- Erforderlich sind weiterhin ein Netzwerk innerhalb der Einrichtung, bestehend aus verschiedenen Berufsgruppen, und ein Netzwerk außerhalb der Einrichtung zur Zusammenarbeit mit anderen Organisationen. Erst die Zusammenarbeit mit allen erforderlichen Netzwerkpartnern hilft, sicher zu stellen, dass alle erforderlichen Bedingungen geschaffen und alle notwendigen und sinnvollen Maßnahmen durchgeführt werden, die zur Wiederherstellung oder Erhaltung einer weitgehenden Lebensqualität beim Betroffenen notwendig sind.
- Die Beschreibung der Kooperation mit den verschiedenen Netzwerkpartnern muss vorliegen. Aufgrund der häufig noch nicht vorhandenen etablierten Zusammenarbeit, dient eine schriftlich getroffene Vereinbarung zur Zusammenarbeit bei der Herstellung eines funktionierenden Bündnisses. Eine solche Beschreibung wird auch durch das Gesetz zur Verbesserung der Hospiz- und Palliativversorgung (HPG) gefordert (vgl. HPG § 87, Stand 01.12.2015).
- Es müssen Hilfsmittel vorhanden sein, die eine angemessene Versorgung und Pflege des Betroffenen ermöglichen. Es gilt, damit ein vorhandenes Wohlbefinden zu erhalten und der Entstehung von einschränkenden Symptomen vorzubeugen, z. B. durch spezielle Positions- und Transferhilfen, eine Bettwanne, Materialien für Aromaanwendungen usw.
- Geeignete Räumlichkeiten: z. B. 1-Bett-Zimmer mit Privatsphäre, in denen ggf. auch ein Angehöriger übernachten kann, Gästezimmer, Kochnischen mit der Möglichkeit, sich einen Tee oder Kaffee zuzubereiten usw.

---

[9] Nach dem Entwurf des HPG gilt als Berechnungsgrundlage 1/8 Stelle pro 50 Bewohner (vgl. HPG 2015).
[10] vgl. IBMG, Implementierung von Hospizgedanken und Palliativversorgung 2014

- Ein Konzept, ggf. Verfahrens- oder Prozessbeschreibungen, Standards und/oder Arbeitshilfen, die den Mitarbeitern aufzeigen, welche Bezugs- oder Zielgruppe gemeint ist, welche Ziele anzustreben sind, welche Maßnahmen in der Einrichtung angeboten werden bzw. in welcher Weise sie anzuwenden sind.

Prozesse

Prozesse sollten in einer Konzeptgruppe oder in einem Qualitätszirkel bereichsübergreifend erarbeitet und anschließend **nachvollziehbar als Standard oder interne Verfahrensanweisung beschrieben werden.**

Die Mitarbeiter werden geschult und unterstützt, die Prozesse zu übernehmen. Dafür thematisiert man die Inhalte in Fortbildungen, Qualitätszirkeln, in konkreten Fallbesprechungen, in und nach Pflegevisiten, in Teamgesprächen oder anderen Formen des kollektiven Lernens.

Folgende Prozesse sind exemplarisch zu nennen:
- Die Leitungsebene unterstützt die Entwicklungen von Palliativ-Care-Kultur und -Konzept und sieht sich im Entwicklungsprozess als aktiver Handlungspartner (ist z.B. in der Steuerungsgruppe aktiv).
- Die vorhandene oder die sich entwickelnde Palliative-Care-Kultur wird immer wieder thematisiert, überprüft und ggf. angepasst: Evaluation! Das Handeln aller Mitarbeiter ist auf die Palliative-Care-Philosophie und auf die dort beschriebenen Ziele ausgerichtet.
- Prozesse, also Standards und Verfahrensanweisungen, geben lediglich einen Handlungsrahmen vor. Denn: Jedes Handeln ist auf den Betroffenen als Individuum in seiner ganz eigenen Lebens- und Sterbesituation ausgerichtet. Daher bedarf es immer einer Prüfung, ob sich der beschriebene Prozess bei diesem Menschen eignet oder ob Anpassungen vorgenommen werden müssen. Alle Mitarbeiter erkennen hierbei die Notwendigkeit, stetig Analyse-, Evaluations- und ggf. Anpassungsprozesse durchführen zu müssen. Sie handeln entsprechend, um sich den ständigen, oft in kurzen Intervallen stattfindenden Veränderungen und Erfordernissen der Lebens- und Sterbesituation anpassen zu können und dabei die aktuellen Bedürfnisse zu beachten. Die Radikale Orientierung am Sterbenden und ein gelingendes Symptommanagement gehören zu den regelhaft gelebten Kernprozessen.
- Im Rahmen der Netzwerkarbeit wird geprüft, ob die Mitarbeiter der eigenen Berufsgruppe oder der Einrichtung alleine die Erfordernisse bewältigen können oder ob eine weiterführende Kommunikation und Kooperation mit externen Netzwerkpartnern erforderlich ist. Die Mitarbeiter fühlen sich verantwortlich für entsprechende Handlungen. Trotz vorhandener hierarchischer Strukturen in der Einrichtung wird die Zusammenarbeit unter der Beachtung von Demokratie und Partizipation für alle organisiert und gelebt.

- Die Durchführung ständiger Evaluationsprozesse unter der Fragestellung, ob möglichst alle Erfordernisse, die »ein gutes Sterben und einen guten Tod« ermöglichen konnten, erfüllt wurden, dient der Qualitätssicherung. Diese beinhaltet die retrospektive Evaluation nach dem Tod des Betroffenen oder sogar die Analyse auf der Metaebene als eine übergeordnete Ebene (z. B. ganzer Wohnbereich, ganze Einrichtung).
- Durch regelmäßige Fortbildungen beteiligen sich die Mitarbeiter an der Reflexion vorhandenen Wissens und dessen Eignung sowie dem Aufbau neuen Wissens. Die Einrichtungen stellen den Mitarbeitern entsprechende Fortbildungsangebote zur Verfügung.
- Die Begleitung und Hilfe in der persönlichen Trauer beim Betroffenen, Angehörigen oder anderen primären Bezugspersonen sowie beim Personal gelten in der Einrichtung als wichtiger Handlungsbereich. Hierzu werden ständig Bedarfe, auftretende Bedürfnisse, bei den verschiedenen Betroffenen überprüft, vorhandene Hilfsangebote werden evaluiert und ggf. angepasst.
- An- und Zugehörige werden in ihrer vielfältigen Betroffenheit als zweite Zielgruppe anerkannt. Ihre Bedürfnisse und Probleme werden beachtet. Sie erhalten ggf. Maßnahmen, die es ihnen ermöglichen, dem schwerkranken oder sterbenden Menschen zu begleiten, zu unterstützen und hierbei ihre eigene Trauer und ihren Abschied zu bewältigen.

Den Regeln des Qualitätsmanagements entsprechend, ist das Handeln im Bereich von Palliative Care **trotz der deutlich individuellen Ausrichtung an den persönlichen Bedürfnissen des Betroffenen und an seiner spezifischen Situation dennoch prozessgeleitet.** Es ist auf spezifische Ziele ausgerichtet und durch passende Handlungen gekennzeichnet. Das bedeutet: Je stärker ein Palliative-Care-Prozess von der »normalen Vorgehensweise« abweicht, je spezifischer er ist, desto konkreter muss er beschrieben werden. Er muss handlungsleitend sein. Es reicht nicht aus, im Konzept allgemeingültige Sätze wie »der Betroffene wird bestmöglich versorgt« zu vermerken. Vonnöten sind konkrete Angaben, was darunter zu verstehen ist (siehe z. B. Arbeitshilfen, S. 118 ff.).

4.3   Klassifizierung der Betroffenen, der Zielgruppe und die Erfassung von Palliativsituationen

Die im Palliative-Care-Konzept beschriebenen Ziele und die hierauf ausgerichteten Maßnahmen beziehen sich auf eine ganz bestimmte Zielgruppe – die der Menschen, die an unheilbaren, lebensbedrohlichen Erkrankungen leiden und/oder sich an ihrem Lebensende befinden. Es ist daher wichtig, dass die palliative Situation des Betroffenen möglichst frühzeitig erfasst wird, damit folgend die Notwendigkeit einer umfassenden Palliative-Care-Versorgung geklärt und dokumentiert wird sowie geeignete Handlungen erfolgen.

Zurzeit liegt kein wissenschaftlich validiertes Instrument zur Erfassung von Palliativsituationen vor. Hinsichtlich der spezifischen Zielgruppe alter Menschen in stationären Pflegeeinrichtungen lassen sich aber Merkmale benennen, die als Hinweis auf einen beginnenden Sterbeprozess deuten können. Entsprechende Anzeichen, wie sie vom Palliativmediziner Stein Husebø beschrieben wurden, finden sich auch bei anderen Zielgruppen. Als Ausnahme kann das akute und sofortige Eintreten des Todes bei einem Ereignis wie einem Herz- oder Hirninfarkt angesehen werden. Das nachfolgende Assessment (s. Tabellen 3–5) zeigt die von Husebø (Die letzten Tage und Stunden, ohne Angabe) beschriebenen Parameter im ersten Teil.

Im zweiten Teil werden dann weitere Faktoren benannt, bei denen eine kurative (auf Heilung ausgerichtete) Behandlung nicht mehr möglich oder sinnvoll ist oder vom Betroffenen abgelehnt wird. Hier besteht dann entsprechend eine palliative Behandlung. Individuell muss hier nun geprüft werden, ob nur die Behandlung unter palliativen Aspekten erfolgt oder ob es sich um die letzte Lebensphase, d.h. um einen beginnenden Sterbeprozess handelt. Diese Faktoren werden im zweiten Teil des Assessments geprüft. Ob sich dieses in der Zukunft bewähren wird, können erst Praxistests zeigen. Zurzeit wird es lediglich probeweise genutzt, um eine erste Systematik zu etablieren, mit der das Vorhandensein von Indikatoren für eine Palliativsituation geprüft wird.

Tabelle 3: Assessment »Indikatoren zur Feststellung einer Palliativsituation« (Entwurf Dr. phil. Angela Paula Löser, 06.01.2013: 28, Überarbeitung 12.07.2016)

Indikatoren/Symptome, die auf eine Palliativsituation hinweisen können	Trifft zu	Bemer-kung	Rele-vant für Pla-nung	Nicht rele-vant	Plan-status
1. Indikatoren nach Stein Husebø					
Krankheiten: fortgeschrittene und weiter fortschreitende Krankheit					
Mehrere lebensbedrohliche Komplikationen (z.B.): • Lungenentzündung • Sepsis • abnehmende Nierentätigkeit • aufsteigender Harnwegsinfekt • Lungenödem • Herzrhythmusstörungen mit Aussetzern • Bluterbrechen/blutige Ausscheidungen • infizierter Dekubitus ohne Heilungstendenz					

▶▶

Indikatoren/Symptome, die auf eine Palliativsituation hinweisen können	Trifft zu	Bemer- kung	Rele- vant für Pla- nung	Nicht rele- vant	Plan- status
Rückzug von Interesse und Aktivität: • zunehmende Abneigung/Abwehr gegen Essen und Trinken • zunehmendes Zurückziehen/Einschrän- kung sozialer Kontakte/zunehmende Bettlägerigkeit • weniger Interesse am Umfeld/Geschehen					
Einschätzung von Personen, die den Betroffenen gut kennen: • Arzt und Pflegekraft vertreten gemein- sam die Einstellung, dass der Bewohner bald sterben wird. • Aussagen der Angehörigen, dass sich der/ die Betroffene in den letzten Tagen stark verändert hat.					
Die meisten oder alle Indikatoren sind vor- handen.					
2. Weitere Indikatoren					
Mangelzustände: • BMI unter 18,5 (wenn nicht biografische Norm) • nicht behebbare Exsikkose/wiederholt auftretende Exsikkose					
Anzeichen bedrohlicher Funktions- störungen: • wiederholt auftretende, sehr hohe oder sehr niedrige, nicht therapierbare BZ-Ent- gleisungen • wiederholt auftretende nicht therapier- bare RR-Spitzen • wiederholte Anzeichen eines Lungen- ödems • katabole Stoffwechselsituation (Gewichtsabnahme trotz ausreichender Nahrungszufuhr)					

►►

Indikatoren/Symptome, die auf eine Palliativsituation hinweisen können	Trifft zu	Bemer- kung	Rele- vant für Pla- nung	Nicht rele- vant	Plan- status

Behandlungsindikation (der Bewohner lehnt die Maßnahme ab):
 • **Auftreten von Symptomen, deren Behandlung vom/von der Bewohner/In abgelehnt wird:**
    – in Patientenverfügung festgelegt
    – mündlich ausgesagt
      nonverbal durch Mimik/Gestik und Verhalten gezeigt (beschreiben, welches Verhalten)
 • **Betreuer lehnt entsprechend dem Willen des Betroffenen die Maßnahme ab**					

Behandlungssinn fraglich: • Behandlung, die das Leben verlängert ohne eine ausreichende Lebensqualität zu erzeugen • Verlängerung der Sterbesituation (genau beschreiben, um welche Behandlung es sich handelt)					
Kurative/heilende Behandlung nicht mehr möglich laut Aussage des Arztes					

Lebenssattheit bei sehr hohem Alter:
 • Behandlung und lebenserhaltende Maßnahme werden
    – weitgehend/komplett abgelehnt und
    – der/die Betroffene äußert wiederholt keine Freude/keinen Sinn mehr im Leben zu haben/zu sehen und sterben zu wollen					

3. Auswertung	Ja	Nein		Ja	Nein
Handelt es sich entsprechend der Ergebnisse aus der Einschätzung in der Einrichtung um eine Palliativsituation?			**Bitte um Kontaktaufnahme und Klärung der ICD-Diagnose: Z 51.5 Palliative Behandlung**		

Anmerkungen zur Tabelle

Die Indikatoren sind hier nicht im klassischen Sinne als Risiko, sondern als Anzeichen für das Bestehen einer Palliativsituation zu verstehen. Im **ersten Teil der Tabelle** (1. Indikatoren nach Stein Husebø) müssten die meisten oder alle Indikatoren vorhanden und gleichzeitig ein Arzt und eine Pflegekraft gemeinsam der Meinung sein, dass der Bewohner sterbend ist, um die Diagnose der Palliativsituation entsprechend Husebø zu stellen.

Im **zweiten Teil der Tabelle** (2. Weitere Indikatoren) reicht bereits ein Indikator aus, um die Palliativsituation zu hinterfragen.

Im **dritten Teil der Tabelle** (3. Auswertung) ist gemeinsam mit dem Arzt/Palliativmediziner die Feststellung zu treffen, ob eine Palliativsituation vorliegt und die entsprechende ICD-Nummer bei den Diagnosen einzupflegen ist (Z 51.5 = Palliative Behandlung/Palliative Betreuung).

Die Begründung für eine Unterlassung von einzelnen oder allen Maßnahmen muss dann innerhalb einer Fallbesprechung geklärt und dokumentiert werden – sie ist der Planung festzuhalten (vgl. Arbeitshilfe 4, S. 141).

4.4　Merkmale der professionellen Umsetzung von Palliative Care – von der Planung bis zur Evaluation

Im Konzept sollte nun der systematische Ablauf eines geeigneten Managements zum Umgang mit der Palliativsituation beschrieben sein. Hier gilt es, die sinnvolle Abfolge bestimmter Handlungen darzustellen, um sicherzustellen, dass die Logik eines immer wiederkehrenden Prozessablaufs entsteht.

Am besten ist diese logische Abfolge von Handlungen in dem folgenden Schema darzustellen, das die Systematik eines palliativen Ablaufs vom Symptomauftritt bis hin zum Versterben und der Trauerarbeit aufzeigt. Differenzierte Beschreibungen zu den einzelnen Handlungen können ergänzend vorgenommen werden (vgl. auch Kap. 5, S. 48 ff.).

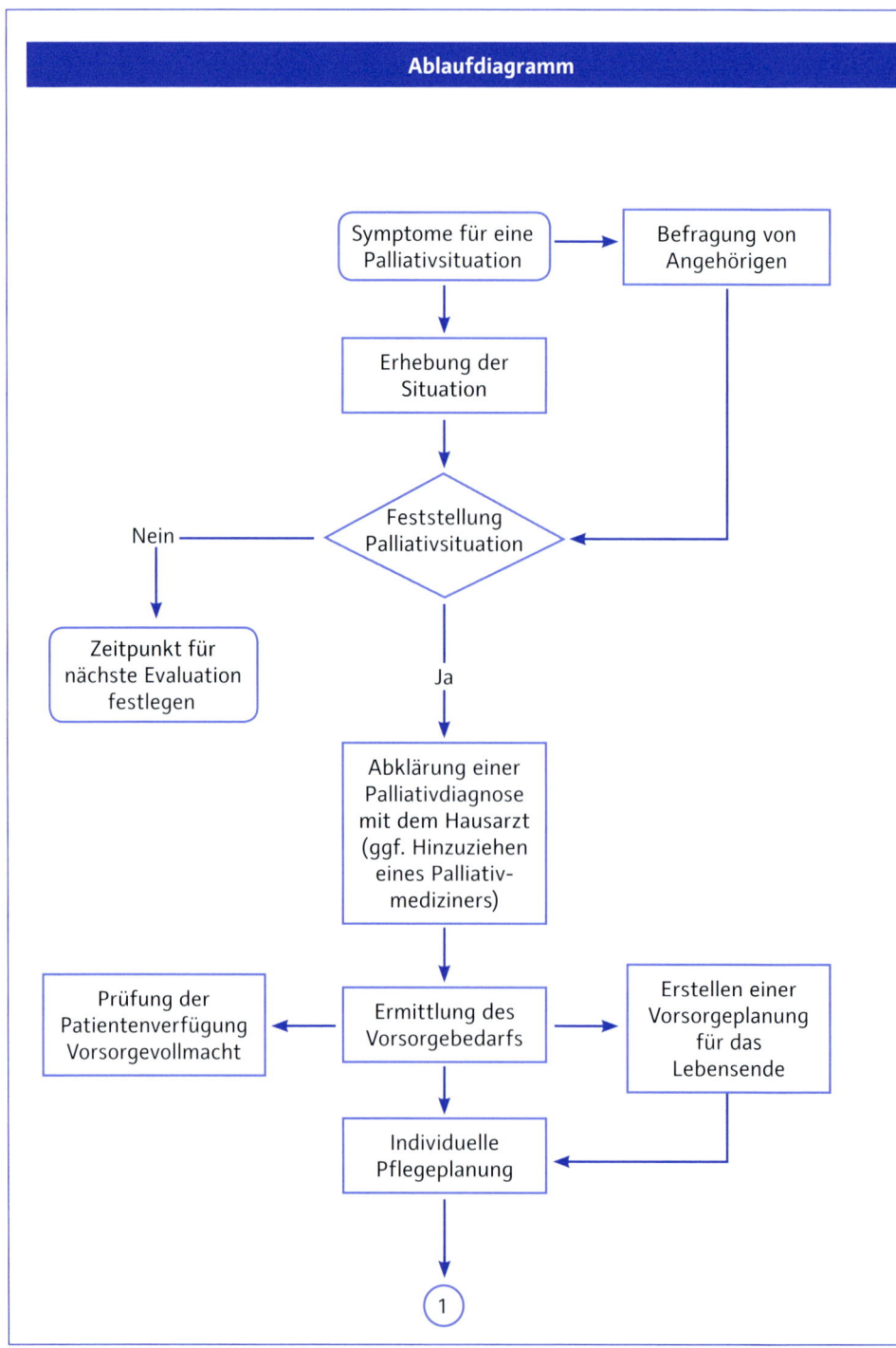

Abb. 2: Management der Palliativdiagnose.

Ablaufdiagramm (Fortsetzung)

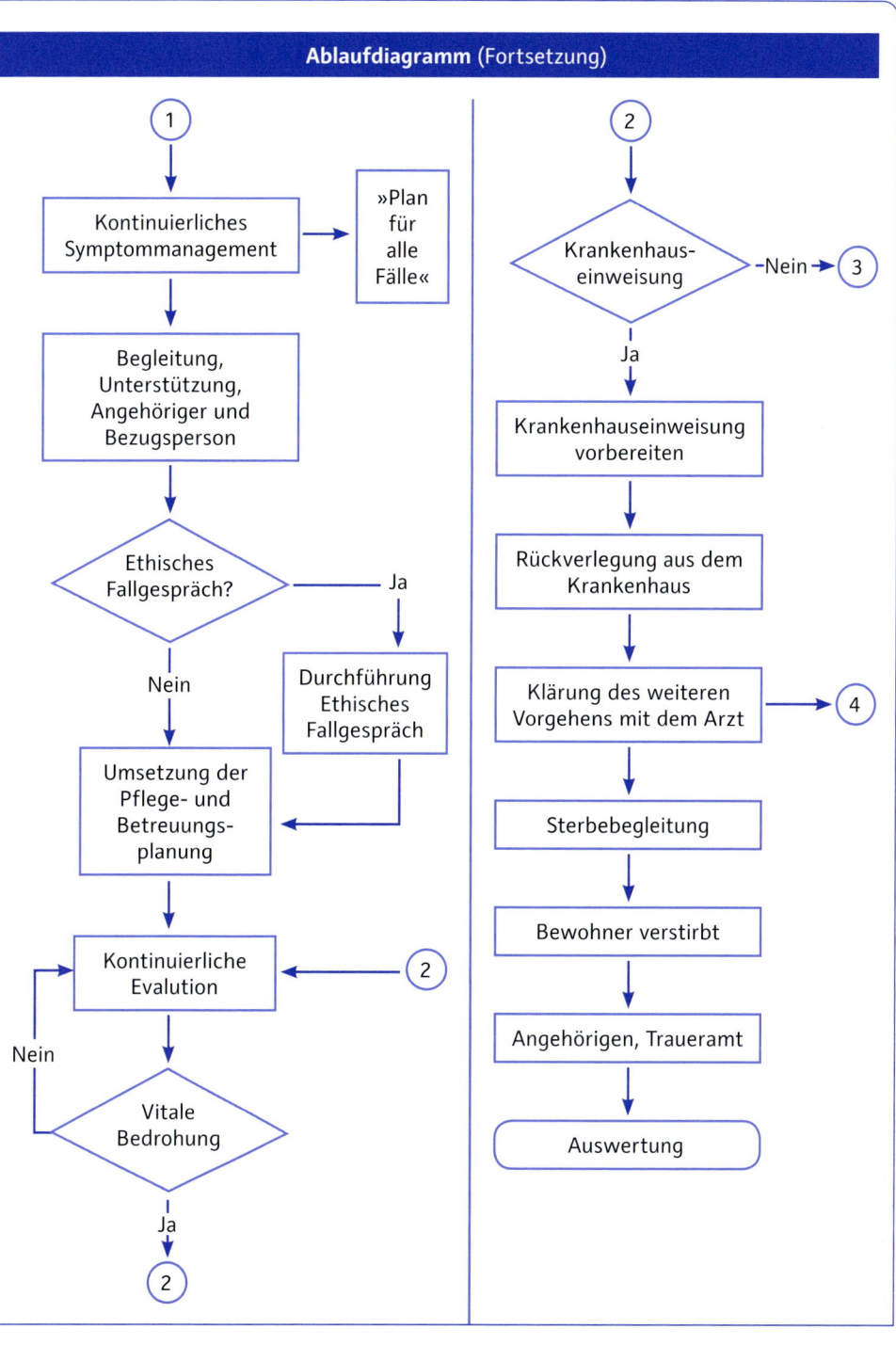

5 DIE STRUKTUR DES PALLIATIVE-CARE-KONZEPTS

Ein Konzept benötigt eine Struktur, wenn der Nutzer später bei seinen Such- und Orientierungsbewegungen schnell den angestrebten Textteil finden können soll. Daher ist es sinnvoll, eine Gliederung zu erstellen, die alle Aspekte des Konzepts abbildet. Die folgende Gliederung ist ein Vorschlag für eine solche Struktur. Im Anschluss an die Kurzdarstellung werden alle Anteile dieser exemplarischen Struktur in Einzelkapiteln vorgestellt.

Konzeptgliederung

1. Präambel
2. Organisation der Umsetzung von Palliative Care: Zuständig- und Verantwortlichkeiten, Pflegeorganisationssystem[11]
3. Die 7 Säulen des Konzepts – Gestaltung und konkrete Handlungen[12]
   a) Radikale Orientierung am Sterbenden[13]
   b) Symptommanagement
   c) Netzwerkarbeit und Interdisziplinarität
   d) Abbau der Hierarchie
   e) Qualitätsentwicklung und Evaluation
   f) Trauerbegleitung / lebensbegleitende Trauerarbeit / Sterbebegleitung
   g) Angehörigenarbeit
4. Der Managementprozess in der Palliativsituation
5. Spezifika der Pflege- und Betreuungsplanung in der Palliativsituation

5.1 Präambel

In der Präambel werden einleitende und vernetzende Erläuterungen vorgenommen. Die Wortbedeutung Präambel stammt aus dem Spätmittelhochdeutschen *preambel* oder dem Mittellateinischen *praeambulum* und meint Vorangehendes, Einleitung.[14]

---

[11] Zur Pflegeorganisationsform kann im Pflegekonzept verwiesen werden, wenn sich dort Hinweise finden. Geklärt werden muss die Organisationsform auch für den Bereich der Sozialen Betreuung. Findet auch hier eine Bezugspersonenbetreuung statt?

[12] Im Konzept werden zu den einzelnen Punkten jeweils die Zielsetzung benannt und dann Kernhandlungen beschrieben. Abhängig von der bereits vorhandenen Kompetenzentwicklung bei den Mitarbeitern können sogenannte Arbeitshilfen in den Angang gegeben werden. In diesen lassen sich kleinschrittig oder differenziert Detailinformationen oder Angaben zu konkreten Handlungen nachlesen.

[13] In diesem Teil würde auch die Versorgungsplanung am Lebensende beschrieben werden.

[14] Vgl. Duden online, Stichwort »Präambel«, abgerufen am 08.07.2016.

Folgende Bereiche könnten einleitend in der Präambel eines Palliative-Care-Konzepts geklärt werden:

- Erläuterungen zur **Philosophie**: Warum sieht die Einrichtung die Entwicklung eines solchen Konzepts als notwendig oder wichtig an? Erklärung zur Vernetzung des Palliative-Care-Konzepts mit dem Pflege- und Betreuungskonzept oder mit anderen Konzepten der Einrichtung.
- **Theoretischer Bezugsrahmen**: Welche Pflegetheorie oder welche anderen theoretischen Bezugskonzepte werden genutzt?
- Ergänzende **Hinweise zum Leitbild** der Einrichtung können vorgenommen werden. Hierbei werden dann auch Leitgedanken für die Versorgung schwerkranker und sterbender Menschen in ihrer letzten Lebensphase genannt.
- **Verständnis von Palliative Care**: Wie wird der Begriff definiert und welche Schwerpunktsetzungen nimmt die Einrichtung hier vor?
- **Zielgruppe**: Hinweise, dass sich die hier beschriebenen Inhalte besonders auf Menschen beziehen, die sich in der letzten Lebensphase (wenige Lebenswochen, -tage, -stunden) befinden bzw. bei denen die Diagnose der Palliativsituation oder palliativen Behandlung vorliegt. Das hilft die Zielgruppe zu definieren. Als weitere Zielgruppe werden auch die An- und Zugehörigen benannt, deren Probleme und Bedürfnisse ebenfalls gesehen und erfüllt werden sollen (vgl. Kap. 4.3, S. 41 ff.).
- **Spezifische Ziele**, unter denen jegliches Handeln geschieht: Sie verdeutlichen dem Leser des Konzepts, dass hier möglicherweise andere Ziele angestrebt werden, als in anderen Pflege- und Betreuungsbereichen (vgl. Kap. 2, S. 18 ff.).
- Erläuterung zur **Modifikation von Handlungen**: Die Veränderung von Zielperspektiven erfordert auch eine Überprüfung des bisherigen Handelns. Einige Handlungen werden nun nicht mehr unternommen, weil sie für den Betroffenen keinen Benefit, also Nutzen oder Vorteil, mehr bringen. Andere werden gerade jetzt notwendig. Es könnte einleitend der Umgang mit anderen Prozessbeschreibungen aus dem Qualitätsmanagementhandbuch geklärt werden (z. B. spezifischer Umgang mit Expertenstandards oder mit einrichtungsinternen Verfahrensanweisungen in der Palliativsituation).

In der Präambel werden also grundlegende Erklärungen zur besonderen Philosophie und Vernetzung beschrieben.

5.2 Organisation von Palliative Care: Zuständig- und Verantwortlichkeiten, Pflegeorganisationssystem

Wie bereits in Kapitel 1 beschrieben, gibt es verschiedene Möglichkeiten, die Verantwortung und Zuständigkeit für die Palliative Care innerhalb der Einrichtung zu verteilen. Zu klären ist in jedem Fall, wer die Verantwortung und Zuständigkeit für bestimmte Bereiche übernimmt.

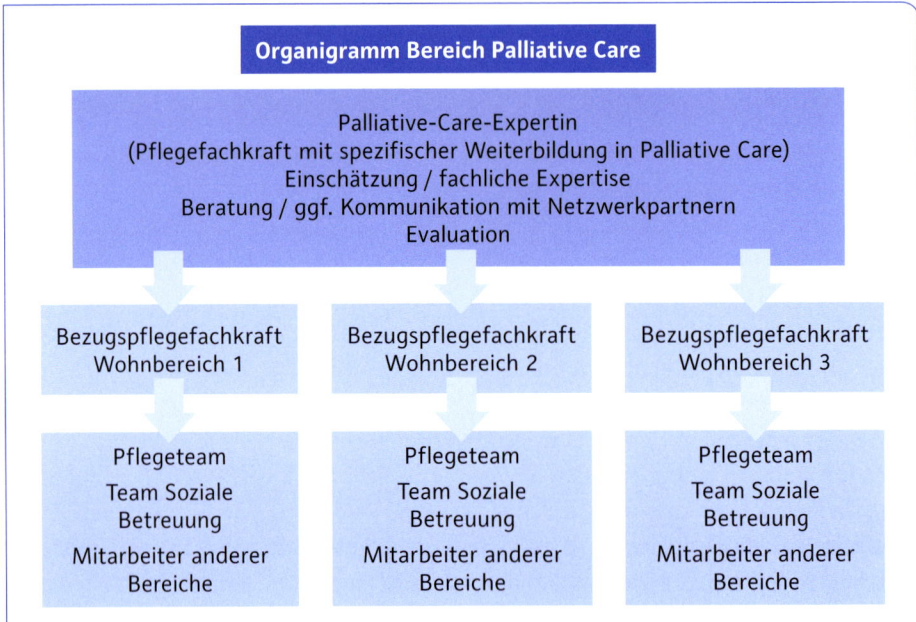

Abb. 3: Mögliches Organigramm eines Palliative-Care-Konzepts.

Die folgenden Fragen helfen, sich über die Zuständigkeiten zu orientieren und die Erkenntnisse in die Konzeptentwicklung einfließen zu lassen:

- Wer analysiert verantwortlich die **Situation** des palliativ betroffenen Menschen? Wer ist verantwortlich und zuständig, dass ein Bewohner als in einer Palliativsituation stehend zugeordnet wird? Mögliche Antworten: Palliative-Care-Experte (mit oder ohne Freistellung), Wohnbereichsleitung, Pflegefachkraft, Team?
- Wer übernimmt die **Beratung für die Versorgungsplanung am Lebensende**? Wer ist verantwortlich und zuständig für die Fachberatung von Bewohnern und Angehörigen und ggf. Mitarbeitern zu den Themen Versorgungsplanung am Lebensende, sinnvolle und erforderliche Handlungen, zweckmäßige Kooperationshandlungen mit Netzwerkpartnern, Evaluationen?[15]
- Wer übernimmt die **Prozesssteuerung**? Wer ist verantwortlich und zuständig für die professionelle Prozesssteuerung? Übernimmt diese die Palliative-Care-Expertin oder berät sie lediglich die Pflegefachkraft, damit diese eine geeignete Planung erstellt? Wer übernimmt die Kommunikation mit den einzelnen Mitarbeitern oder Organisationen des internen und externen Netzwerks?
- Wer übernimmt die **Koordination der verschiedenen Netzwerkpartner** (z. B. Kontaktaufnahme, gegenseitige Informationen, Koordination der Abläufe, Evaluation)? Soll diese in bestimmten Fällen einem SAPV-Pflegeteam oder dem Palliativmedi-

---

[15] Nach dem HPG vom 01.12.2015 können speziell qualifizierte Mitarbeiter aus der stationären Pflegeeinrichtung die Beratung übernehmen. Hierzu wird es künftig eine Vergütung von der Krankenkasse geben.

zinischem Konsiliardienst (PKD) überlassen werden oder erfolgt sie durch interne Mitarbeiter? Wer ist für was verantwortlich und zuständig?

- Wer ist verantwortlich und zuständig für **verschiedene Handlungsbereiche** (z. B. Symptommanagement) und die Umsetzung der täglich erforderlichen Handlungen im Bereich von Palliative Care? Sind etwa alle Pflegefachkräfte am Schmerzmanagement beteiligt? Welche Aufgaben übernehmen die Pflegehilfen, die Mitarbeiter der Sozialen Betreuung oder zusätzliche Betreuungskräfte, Elftes Sozialgesetzbuch (SGB XI)?
- Wer übernimmt die **Evaluation** der Palliative-Care-Entwicklung und der individuellen Pflege-, Betreuungs- und Versorgungsverläufe? Wer ist verantwortlich und zuständig für die formative, also prozessbegleitende Evaluation und die Prüfung der Güte der spezifischen Palliative Care?

Wird die Verantwortung für das Erkennen der Palliativsituation, für die Fachberatung von Bewohner und Angehörigen und ggf. Mitarbeitern, die Übernahme von Planungs-, Kommunikations- und Koordinationshandlungen in die Hände einer spezifischen Palliative-Care-Fachkraft innerhalb des Wohnbereichs gelegt, sind ihr Freiräume für diese Aufgabe zu organisieren.

Für den Fall, dass eine Palliative-Care-Fachkraft eines anderen Wohnbereichs oder ein Palliative-Konsiliar-Team die Prozessaufnahme und -steuerung übernehmen, sollten folgende Bereiche im Konzept geklärt werden:

- Welche Ziele werden mit der Zuordnung dieser spezifischen Aufgaben an eine oder wenige benannte Personen innerhalb der Einrichtung verfolgt? Was ist der angestrebte Endzustand?
- Wer gehört zu diesen Palliative-Care-Fachpflegenden oder -Personen? Wo und wie sind sie erreichbar (Telefonliste, E-Mailkontaktliste)?
- Für welche Handlungen ist die Palliative-Care-Fachkraft oder das Palliative-Konsiliar-Team zuständig (ggf. Freistellung planen)?
- Wann, zu welchem Zeitpunkt sollen sie informiert bzw. hinzugezogen werden?
- In welcher Weise, wie oft oder wann sollen reflektierende Gespräche stattfinden?
- Wer evaluiert wann die Gesamthandlung?
- Wie wird der Prozess von der Palliative-Care-Expertin an die Pflegefachkraft oder das Team übergeben?

5.2.1 Palliative-Care-Expertin und Konsiliarteam oder alle Mitarbeiter qualifizieren?

Qualifizierung der Palliative-Care-Expertin/des Konsiliarteam

Übernehmen einzelne Personen innerhalb der Einrichtung diese speziellen Aufgaben im Rahmen einer Palliative Care, können sie gezielt und strategisch dafür weitergebildet werden. Bei sich immer schneller entwickelndem, neuem Wissen ist es heute schwierig geworden, bei jedem Thema auf dem aktuellen Stand der Dinge zu sein. Fachexperten, die sich kontinuierlich auf dem Laufenden halten, können ihr Wissen sukzessive an die anderen Mitarbeiter weitergeben und sie so in ihrer Arbeit unterstützen. Nicht alle Mitarbeiter stehen somit unter dem Druck, sich zu allen Themen auch weiterbilden zu müssen, was ja auch durchaus Kosten verursacht und Zeit »kostet«. Die fachliche Expertise ist bei den Palliativexperten bei diesem Modell zweifellos höher – sie sind den anderen Mitarbeitern immer etwas voraus.

Bei der Freistellung einer Palliative-Care-Fachexpertin zur Beratung besteht dann aber das Problem, dass sie nicht zur Verfügung steht, sollte sie im Urlaub oder mal krank sein. Im Krankheits- oder Urlaubsfall entstünden ggf. Defizite, weil PC-Experten gerade nicht vor Ort sind. Die Umsetzung der spezifischen Strategien aus dem Palliative-Care-Konzept ist dann gefährdet. Es müsste also eine Vertretung benannt werden, deren Wissensstand dem der Fachexperten entspricht.

Nachteilig kann sich auch auswirken, dass die entsprechende Fachkompetenz bei den übrigen Mitarbeitern nicht vorhanden ist. Ihre Einschätzungen zu palliativen Situationen können daher fehlerhaft sein oder (zu) spät erfolgen – einfach weil das Wissen nicht vorhanden ist. Die Fachexperten oder das PC-Konsiliarteam werden dann möglicherweise nicht oder verzögert einbezogen.

Alle Mitarbeiter kennen das Palliative-Care-Konzept und sind qualifiziert

Werden hingegen alle Mitarbeiter zumindest in den Grundkenntnissen und der Umsetzung von Palliative Care qualifiziert, entstehen die oben genannten Probleme eher nicht. Besonders wichtig ist dabei, dass die der Palliative Care zugrunde liegenden Werte und Haltungen allen Mitarbeitern geläufig sind und von ihnen anerkannt werden. Nur dann bekommt der Betroffene jederzeit eine geeignete Pflege-, Betreuungs- und Versorgungsplanung sowie die entsprechende Umsetzung.

Der Grad des Expertenwissens bei dieser Form der Qualifizierung ist in der Regel allerdings geringer als bei der zuvor beschriebenen Spezialisierung von Experten oder dem Einsatz von Konsiliar-Teams.

5.3   Die 7 Säulen des Konzepts – Gestaltung und konkrete Handlungen

Zunächst ist zu klären, wie die schnelle und kompetente Übernahme des palliativ betroffenen Menschen und das folgende Management der Palliative-Care-Versorgung innerhalb der Einrichtung organisiert ist und ob es spezifische Verfahrensanweisungen oder Standards im Qualitätsmanagementhandbuch gibt. Diese sollten Aussagen über den angepassten Umgang mit Standards in der Palliativsituation oder Standards zu einzelnen Themen in der Palliativsituation geben.[16]

Da der Wohnbereich in der Regel eine pflegerische und organisatorische Einheit darstellt, können die dort tätigen Pflegenden mit einer speziellen Palliative-Care-Qualifikation unmittelbar reagieren. Dabei können zeitnah Anpassungen im Pflege- und Versorgungskonzept vorgenommen werden, wenn Veränderungsbedarfe entstehen (vgl. auch Kap. 5, S. 48 ff.)

Für die Beschreibung der einzelnen Handlungsbereiche eignen sich insbesondere die folgenden, in Abb. 4 aufgezeigte Säulen.

Die Säulen für Palliative Care als Haltung und als Handlungskonzept

- Radikale Orientierung am Sterbenden
- Symptomkontrolle / effektives Symptommanagement
- Netzwerkarbeit und Interdisziplinarität
- Abbau der Hierarchien
- Qualitätsentwicklung und Evaluation
- Trauerbegleitung / lebensbegleitende Trauerarbeit
- Angehörigenarbeit

Abb. 4: Die Säulen als Strukturierungshilfe für ein Konzept im Bereich Palliative Care als Haltung und als Handlungskonzept (aus: Löser, A.: Pflegeplanung in der Palliativpflege. Schlütersche 2014).

Die Säulen zeigen die Kernmerkmale der Philosophie, die hinter dem Palliative-Care-Konzept steht. Ehe mit der Beschreibung der einzelnen Prozessschritte begonnen wird, sollten diese Säulen thematisiert und geklärt werden, warum der jeweilige Bereich ein Kernmerkmal ist, welche Ziele innerhalb der Gesamtkonzeption verfolgt werden und wie sie sich in der konkreten Handlungspraxis zeigen. Durch die Bearbeitung innerhalb einer Konzeptgruppe werden so Prozesse der Auseinandersetzung mit dem Palliative-Care-Gedanken, der Prüfung der eigenen Werte und Grundhaltungen und ggf. eine erste Auseinandersetzung mit dem bestehenden und dem angestrebten Zustand erreicht. Kognitive Prozesse dieser Art und der intersubjektive Austausch zwischen den Mitarbeitern dienen der Werteentwicklung und der Prägung einer Palliative-Care-Kultur.

---

[16] Für die Standardentwicklung ist ein hohes Maß an fachlicher Expertise notwendig. In jedem Fall sollte in der entsprechenden Entwicklungsgruppe mindestens eine Pflegefachkraft mit Palliative-Care-Weiterbildung mitarbeiten.

Folgend entstehen konkrete Beschreibungen zu den einzelnen Säulen und den sich hier zeigenden Zielsetzungen, die innerhalb der Einrichtung angestrebt werden. Dann werden konkrete Handlungen benannt, die die Einrichtung/die Mitarbeiter zur Erreichung der gesetzten Ziele anwenden sollen. So entsteht schließlich das Konzept.

Im Folgenden werden nun Kerninformationen zu den einzelnen Säulen aufgezeigt.

5.3.1   Radikale Orientierung am Sterbenden

Der schwerkranke oder sterbende Mensch hat nur noch eine begrenzte Zeit zu leben. Daher wird es umso wichtiger, alles zu tun, damit er die ihm verbleibende Zeit so gut wie möglich für sich nutzen kann. Die Vermeidung von etwaigen Gesundheitsrisiken oder Faktoren, die ihm Schaden zuführen könnten, spielt in dieser Phase nur noch eine untergeordnete Rolle, da dieser Mensch ohnehin absehbar sterben wird.

Es geht nun darum, jedes Handeln der Mitarbeiter an den Vorstellungen, Einschätzungen, Bedürfnissen und Entscheidungen des Betroffenen zu orientieren. Radikal wird dabei als »von der Wurzel her, unbedingt, konsequent« verstanden. Der Betroffene selbst wird in seiner Situation der lebensbegrenzenden Erkrankung als Experte seines eigenen Lebens begriffen. Er allein kann einschätzen, was ihm wichtig ist, was ihm gut tut und welche Handlungen für ihn keine Bedeutung mehr haben oder sein Wohlbefinden sogar einschränken. Durch die Radikale Orientierung an den Bedürfnissen des Sterbenden wird er zum »Experten seines eigenen Lebens« erklärt (vgl. Löser 2014b).

In der Palliative-Care-Definition wird das Ziel formuliert, dass das Wohlbefinden von Menschen, die mit einer lebendbedrohenden Erkrankung konfrontiert sind, verbessert werden soll. Dies lässt sich aber nur dann erreichen, wenn der Betroffene als Mensch mit individuellen Vorstellungen und Bedürfnissen in den Mittelpunkt aller Entscheidungen und allen Handelns gerückt wird. Daher ist die radikale – also unbedingte – Orientierung an ihm, seinen Bedürfnissen und Zielen und seinen Einschätzungen unentbehrlich.

Für Pflegende und Betreuende des sterbenden Menschen kann »das Radikale« in bestimmten Situationen auch erfordern, die Interessen und Anliegen des Betroffenen gegenüber Dritten zu vertreten, weil er selbst nicht mehr dazu in der Lage ist.

Die Ziele der Radikalen Orientierung sind:
- Der Betroffene empfindet sich als Individuum in seiner ganz persönlichen Lebens-, Krankheits- und Abschiedssituation. Er erkennt, dass seine Bedürfnisse und Anliegen ernst genommen werden und alles getan wird, damit er selbst sein Leben so lange wie möglich leben kann – so gut es eben geht.

- Der Betroffene erfährt eine Umgebung und eine Angebotsgestaltung mit Selbstbestimmungsrecht, in der er als mündiger Mensch bis zuletzt beachtet wird. Seine potenziellen Ablehnungen gegenüber Maßnahmen werden akzeptiert. Er erfährt aber immer Alternativ- oder Kompromissangebote.
- Der Betroffene hat ein Umfeld, in dem er in einer geschützten Privatsphäre mit seinen Angehörigen oder anderen Bezugspersonen allein sein kann, um persönliche Anliegen mit ihnen besprechen zu können. Durch eine solch radikale Orientierung ist es geboten, eine Umfeld- und Angebotsgestaltung vorzunehmen, mit der die Bedürfnisse des Sterbenden zum Ausgangspunkt aller Angebote und Entscheidungen werden.
- Der schwerkranke oder sterbende Mensch erkennt, dass seine Aussagen zu vorhandenen Symptomen als objektiv angenommen werden und er eine wirksame Therapie erhält, die sein Wohlbefinden so lange wie möglich erhält.

Folgende Fragen sind für die Konzeptentwicklung hilfreich

- Was wird unter dem Begriff Radikale Orientierung verstanden?
- Auf welche Zielgruppe ist diese Radikale Orientierung zu beziehen?
- Ab wann gilt ein Mensch als sterbend?
- Wie werden Patientenverfügungen, Vorsorgevollmachten oder andere Dokumente und Aussagen des Betroffenen in Auswahl- und Entscheidungsprozesse einbezogen? Wie wird seinem Willen Geltung verschafft?
- Welche Handlungen werden angeboten oder vorgenommen, um die Radikale Orientierung umzusetzen?
- Wie wird die Anwendung der Radikalen Orientierung angestrebt, wenn die verschiedenen Handlungsakteure unterschiedliche Vorstellungen zu einem richtigen Handeln haben oder ein Angehöriger (mit Vollmacht oder Betreuung ausgestattet) Maßnahmen durchführen lassen möchte, die der Betroffene nicht wünscht?[17]
- Wie weit geht die Radikale Orientierung, wenn die Unterlassung oder die Einstellung lebensverlängernder oder -erhaltender Maßnahmen zum Lebensende und somit zum Tod führt?
- Wo hört die Radikalität in der Orientierung auf? Etwa beim Wunsch des schwerkranken Menschen nach aktiver Sterbehilfe?
- Welche speziellen Prozesse wie Pflegevisiten, Fallbesprechungen, Ethische Fallbesprechungen werden genutzt, wenn keine eindeutigen Willensbekundungen des Sterbenden vorliegen, kein Konsens zwischen den Beteiligten besteht oder ethische oder juristische Grenzen oder Entscheidungsspielräume zu klären sind (vgl. auch Kap. 5.4.4, S. 84)?

---

17 Werden hier z.B. gemeinsame Fallanalysen, Ethische Fallbesprechungen durchgeführt, bei denen alle Beteiligten ihre Perspektive einbringen können, folgend aber nach einer gemeinsamen Lösung gesucht wird?

Der Aushandlungsprozess als geeignete Strategie

Ziele und Handlungen sind mit dem Betroffenen in einem gemeinsamen Aushandlungsprozess zu klären (vgl. auch Inhalte der Expertenstandards des DNQP). Er ist zunächst über die vorhandene Situation, mögliche Entwicklungen, mögliche und realistische Ziele sowie über verschiedene zur Verfügung stehende Handlungsoptionen zu beraten. Die Vor- und Nachteile einer jeden Option werden dem Betroffenen erklärt, damit er fähig ist, eine Entscheidung zu treffen. Hierbei ist es wichtig, dass er in ausreichendem Maße fähig sein muss, die Informationen zu verstehen, Entscheidungen zu treffen und dabei die Folgen seiner Entscheidung zu verantworten. Liegt diese entsprechende Kompetenz beim schwerkranken oder sterbenden Menschen vor, sollte das in der Informationssammlung vermerkt sein. Auf diese Weise lässt sich später, im Fall eines juristischen Klärungsprozesses schnell erkennen, dass der Betroffene hier sein Selbstbestimmungsrecht noch selbst nutzen konnte. Dieses Selbstbestimmungsrecht wird auch in der Charta der Rechte hilfe- und pflegebedürftiger Menschen betont.

Innerhalb einer auf Gleichberechtigung und Teilhabe basierenden, ehrlichen und menschlich zugewandten Beratung muss der Betroffene die Auswirkungen bei eine möglichen Durchführung der Maßnahme wie auch bei deren Unterlassung kennen, um überhaupt eine Entscheidung selbst treffen zu können.

Folgendes Stufenprogramm wird bei der Ermittlung des Willens und der Entscheidung durch den Betroffenen empfohlen. Die Handlung zur jeweils höheren Stufe erfolgt erst, wenn die davor liegende nicht mehr möglich ist.

Stufenprogramm zur Ermittlung des Willens eines Menschen

1. Stufe: Einholen der Einwilligung des aufgeklärten und einwilligungsfähigen Menschen
2. Stufe: Analyse des in einer Patientenverfügung vorausverfügten Willens
3. Stufe: Ermittlung des mutmaßlichen Willens des Betroffenen (z. B. durch Befragung von Angehörigen, Bevollmächtigten, Einholen von Perspektiven/Eindrücken der Mitarbeiter und von Einträgen in der Dokumentation, Aussagen des Betroffenen, Indizien, abgeleitet durch Mimik, Gestik, Reaktionen auf das Angebot einer bestimmten Maßnahme)
4. Stufe: Beachtung von allgemeinen Werten und Normen einer Gesellschaft. Ableitung entsprechender Handlungen unter der Beachtung dieser Werte (»Im Zweifel für das Leben«)

Die Versorgungsplanung für die letzte Lebensphase –
Teil I: Allgemeine Regelungen (Teil II, s. S. 64)

Im Gesetz zur Verbesserung der Hospiz- und Palliativversorgung (HPG), das am 01.12.2015 in Kraft getreten ist, wird eine gesetzliche Versorgungsplanung für die letzte Lebensphase gefordert (vgl. HPG § 132: 2116): »Im Rahmen einer Fallbesprechung soll nach den individuellen Bedürfnissen des Versicherten insbesondere auf medizinische Abläufe in der letzten Lebensphase und während des Sterbeprozesses eingegangen, sollen mögliche Notfallsituationen besprochen und geeignete einzelne Maßnahmen der palliativ-medizinischen, palliativ-pflegerischen und psychosozialen Versorgung dargestellt werden.«

Zugelassene Pflegeeinrichtungen (»zugelassen« im Sinne des § 43 SGB XI, d. h. die Einrichtung muss nachweislich über entsprechend qualifizierte Mitarbeiter verfügen) können diese Beratung anbieten. Die Ergebnisse sollten dann in einer übersichtlichen und schnell greifbaren Form hinterlegt werden, damit im Notfall die Festlegungen des Betroffenen schnell erkennbar sind und dann auch danach gehandelt wird. Eine Möglichkeit der Fixierung medizinischer Festlegungen stellt der Palliativpass* dar (vgl. Abb. 5, S. 58).

»Der Spitzenverband Bund der Krankenkassen vereinbart mit den Vereinigungen der Träger der in Abs. 1 Satz 1 genannten Einrichtungen auf Bundesebene erstmalig bis zum 31. Dezember 2016 das Nähere über die Inhalte und Anforderungen der Versorgungsplanungen ...« (Vgl. HPG, Stand 01.12.2015: 2116)

Damit die geplante Versorgung in der letzten Lebensphase dann auch gelingen kann, wird in Artikel 3 die Änderung des Elften Buches Sozialgesetz (SGB XI) gefordert:

1. Einbindung der Einrichtung in Ärztenetze (hierzu wurde bis zum 17.07.2016 eine Vorgabe gemacht, welche Inhalte festzulegen sind),
2. Abschlüsse und Vereinbarungen mit Apotheken zur zeitnahen Sicherung der Medikamentenversorgung und
3. Kooperation mit einem Hospiz- oder Palliativnetz (vgl. HPG. Stand 01.12.2015: 2117).

---

* Der Palliativpass wurde freundlicherweise zum Abdruck durch das Palliativnetz Essen zur Verfügung gestellt.

Essener Palliativausweis

Herausgeber
Gesundheitskonferenz Essen,
Hospizarbeit Essen e.V., Netzwerk Palliativmedizin Essen

Name _____

Vorname _____

Geburtsdatum _____

Adresse _____

_____

Betreut durch

☐ Gesetzlicher Betreuer

☐ Vorsorgebevollmächtigter

Name _____

Vorname _____

Telefon _____

Mobil _____
3. Auflage April 2013

Nächster Ansprechpartner _____

_____

_____

Telefon _____

Mobil _____

Palliative Care Team _____

Hausarzt _____

_____

Pflegedienst _____

_____

Ambulantes Hospiz _____

_____

Seelsorger _____

_____

Palliativmedizinische Hauptdiagnose
(fortschreitende Erkrankung, die zum Tode führt)

_____

_____

_____

**Besonderheiten, Bemerkungen,
Bedarfsmedikation**

_____

_____

_____

_____

_____

_____

- Stempel -

_____
Datum, Unterschrift des behandelnden Arztes

Eine Herz–Lungen–Wiederbelebung lehne ich ab.
☐ ja   ☐ nein
Eine Intubation/künstliche Beatmung lehne ich ab.
☐ ja   ☐ nein
Eine Krankenhauseinweisung lehne ich ab.
☐ ja   ☐ nein

**Ich wünsche trotzdem eine bestmögliche
Therapie meiner Beschwerden!**
Konsequenzen aus den oben festgelegten Rege-
lungen habe ich mit meinem Arzt besprochen.

_____
Datum, Unterschrift **Patient**

Therapieentscheidung für den nicht einwilligungsfähigen Patienten aufgrund:
☐ bestehender Patientenverfügung
☐ mündlich geäußertem Behandlungswunsch
☐ mutmaßlichem Willen des Patienten

_____
Datum, Unterschrift
☐ Gesetzl. Betreuer   ☐ Bevollmächtigter   ☐ Angehöriger

Abb. 5: Der Essener Palliativpass, © Netzwerk Palliativmedizin Essen.

5.3.2   Symptommanagement

Unter Symptomen werden Anzeichen für eine Krankheit verstanden. Diese weisen darauf hin, dass Funktionsstörungen oder Schädigungen im Körper vorliegen (können). Sie führen nicht selten zu einer Einschränkung des Wohlbefindens, manchmal sogar zur Qual beim Betroffenen, etwa bei einem auftretenden Schmerz.

In den Umsetzungsmöglichkeiten zur Implementierung von Hospizkultur und Palliativgedanken wird empfohlen, dass Pflegeeinrichtungen den angemessenen Zugang »zu Schmerzmitteln (einschließlich Opioiden) und anderen Medikamenten unterstützen […][sollen]. Die Pflegeeinrichtungen sollten mit Hausärzten und Palliativärzten eine Liste über angemessene Medikamente erstellen, die zur Behandlung der am stärksten belastenden Symptome benötigt werden. Ferner sollten sie abstimmen, wie diese Medikamente, einschließlich der Opioide, zeitnah und angemessen verordnet und eingesetzt werden können.« (Ministerium für Gesundheit, Emanzipation, Pflege und Alter des Landes NRW. 2014: 11). Im HPG von 2015 geht es auch in der Versorgungsplanung für die letzte Lebensphase um Regelungen, die bei auftretenden Notfallsituationen oder sich verstärkenden Symptomen eine Krankenhauseinweisung überflüssig machen, weil aufgrund der vorsorgenden Vorplanung von Arzt und Pflegenden die erforderlichen Maßnahmen bereitstehen (vgl. HPG 2015, § 132 g: 2116).

Leitlinien oder Verfahrensanweisungen zur Regelung wiederkehrender Prozesse erleichtern die Implementierung einheitliche Versorgungsstandards (s. auch Arbeitshilfe 3, S. 136 ff.)

Ziele eines effektiven Symptommanagements

Aufgrund auftretender oder zunehmender Symptome wird das Wohlbefinden der Betroffenen erheblich eingeschränkt. Sie sind dadurch in der Regel belastet oder beeinträchtigt. Ein gelingendes Symptommanagement zielt darauf ab, Symptome durch eine wirksame Prophylaxe möglichst zu verhindern oder – wenn das nicht mehr möglich ist – zu beheben bzw. wenigstens zu lindern. Jeder Betroffene soll seine verbleibende Zeit so gut leben können, wie es in seiner Situation möglich ist.

Ob jemand ein Symptom als für sich belastend bewertet und Maßnahmen zur Prophylaxe, Bekämpfung oder Linderung wünscht, wird individuell von ihm bewertet. Hierbei spielen auch biografische Faktoren eine Rolle – manche Therapie wird z. B. aus religiösen oder weltanschaulichen Gründen abgelehnt. Ferner können die auftretenden Nebenwirkungen einer medikamentösen Therapie gravierendere Auswirkungen auf das Wohlbefinden haben als das Symptom selbst, das zur Therapie führte.

Die potenzielle Möglichkeit, sich als Betroffener für oder gegen eine symptomlindernde Maßnahme entscheiden zu können und diese dann auch zeitnah zu erhalten, kann jedoch nur durch ein strategisches und frühzeitig angelegtes Handeln initiiert werden:

- Der Betroffene kann möglichst ohne das Auftreten für ihn belastender Symptome mit der bestmöglichen Lebensqualität in der ihm verbleibenden Zeit leben.
- Es bestehen Therapieoptionen zur Behandlung auftretender Symptome. Die Entscheidung für oder gegen deren Einsatz ist in einem gemeinsamen Aushandlungsprozess (s. auch Kap. 5.3.1, S. 54) mit dem Betroffenen abgestimmt. Er erfährt, dass sein Selbstbestimmungsrecht Beachtung findet.
- Prophylaktisch angewendete Maßnahmen sind wirksam. Entsprechende Symptome treten nicht auf. (Bei der Gabe von Laxantien tritt z. B. bei Opiattherapie keine Obstipation auf.)
- Auftretende Symptome werden frühzeitig erkannt und durch wirksame Maßnahmen weitgehend behoben oder gelindert.
- Der Betroffene kann mit vorhandenen, nicht zu behebenden Symptomen umgehen.
- Eine Krankenhauseinweisung ist nicht erforderlich, die auftretenden Symptome des Betroffenen sind in der Einrichtung angemessen zu behandeln. Der Betroffene kann seine letzte Zeit in der Einrichtung verbleiben.

Wichtig

Für die Umsetzung ärztlicher Anordnungen ist folgendes zu beachten:
- Für den Betroffenen muss es immer auch die Möglichkeit geben, sich gegen eine angebotene Maßnahme entscheiden zu können.
- Die Wirkung wie auch die Nebenwirkung der einzelnen Maßnahmen sind zu beobachten.
- Interaktionen (Wechselwirkungen mit weiteren Therapien/Medikamenten) und Anzeichen einer Kumulation (Anhäufung eines Wirkstoffs aufgrund langer Halbwertszeiten oder gestörter Abbauprozesse) sind beobachtet.

Systematik des Symptommanagements (PDCA-Zyklus)

Hierzu zählen die typischen Handlungsschritte wie sie sich im vierphasigen PDCA-Zyklus zeigen. Hierbei handelt es sich um einen systematischen Prozess zur Qualitätsoptimierung und Zielerreichung.

Der PDCA-Zyklus kann effektiv zur Kontrolle des Systemmanagements genutzt werden.

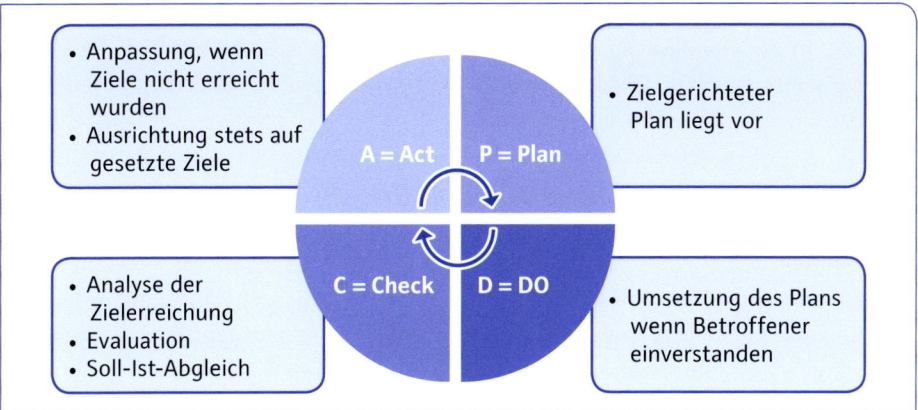

Abb. 6: Der PDCA-Zyklus mit seinen einzelnen Phasen.

Phase 1: P = Plan

Die **Symptomerfassung** umfasst Handlungen, die zur frühzeitigen Analyse bestehender und potenziell zu erwartender Symptome dienen. Im Handlungsplan wird bereits bei der Aufnahme des Betroffenen oder bei Feststellung einer Palliativsituation festgelegt, welche Symptome wie (mit Assessment, Protokoll, freier Einschätzung), wie häufig oder wann zu erfragen oder zu beachten sind.[18] Eine effektive und schnelle Symptombehandlung erfordert die möglichst frühzeitige Erfassung des Symptoms. Ohne eine systematische Symptomkontrolle werden entsprechende Anzeichen oftmals spät oder gar nicht erkannt.

In der **Handlungsplanung** wird ein Therapie-, Pflege- und Betreuungsplan erstellt. Beim Therapieplan sollten mit dem Arzt die weitere Entwicklung der Situation und mögliche, dann auftretende (potenzielle) Probleme/Symptome bedacht werden. Bereits jetzt gilt es, geeignete Bedarfsmedikamente für diese Situation festzulegen und zu verordnen. Treten die Symptome dann auf, ist eine Krankenhauseinweisung hoffentlich nicht nötig und die bereits angeordnete Therapie kann in der Einrichtung umgesetzt werden. Der Handlungsplan sollte auch regeln, in welchen Fällen eine Krankenhauseinweisung unterbleiben soll und welche Maßnahmen dann durchzuführen sind. Sinnvoll ist hier ggf. auch die Einschreibung des Betroffenen in ein Palliativnetz. Dann kann die Therapie einerseits durch spezialisierte Palliativmediziner erfolgen und andererseits besteht eine 24-stündige Rufbereitschaft. Pflegefachkräfte können sich zudem bei Unsicherheiten eine Unterstützung aus dem Netzwerk einholen.

Symptome entstehen nicht immer nur durch körperliche Störungen und Beeinträchtigungen, sondern auch bei Angst, Sorgen oder Kummer. Zu planen sind daher auch

---

[18] Häufig wird diese Festlegung zur Beobachtung von Schmerzzuständen angewendet, nicht aber für andere Symptome. Hier zeigt sich in der Praxis oft erst eine geregelte Kontrolle, wenn das Symptom bereits aufgetreten ist.

pflegetherapeutische, sozialbetreuende und spirituelle bzw. seelsorgerische Maßnahmen. In die Handlungsplanung wird der Betroffene aktiv einbezogen. Er gilt als
Experte seines eigenen Lebens und weiß am besten, woran er leidet und was helfen
würde.

Alle Maßnahmen werden unter der Frage geprüft, ob damit Probleme verhindert,
behoben, gelindert oder das Wohlbefinden weitgehend erhalten werden kann. Alle
Maßnahmen, die für den Betroffenen einen Benefit erzeugen, sind geeignet. Alle
Handlungen, die sein Wohlbefinden oder sein Recht einschränken, selbst zu bestimmen und zu entscheiden, müssen kritisch mit dem Betroffenen geprüft und ausgehandelt werden. Ggf. sind sie nicht anzuwenden (vgl. auch Kap. 5.4.4, S. 84)

Phase 2: D = Do
Die **Durchführung** des Handlungsplans erfordert eine systematische Umsetzung.
Dabei ist aber immer wieder abzuklären, ob der Betroffene die geplanten Maßnahmen
weiterhin wünscht oder sich seine Problem- und Bedürfnislage geändert hat.

Die Phasen 2 und 3 sind daher immer eng miteinander gekoppelt.

Phase 3: C = Check
Durch prozessbegleitende **Evaluationen** lassen sich Veränderungen im Befinden des
Betroffenen oder eine sich verändernde Wirkung sowie auftretende Nebenwirkungen
schnell erkennen. Folglich wird dann eine Veränderung des Vorgehens vorgenommen – die Phase 4 beginnt.

Phase 4: A = Act
Diese Phase ist ein Resultat der Phasen 2 und 3: Planungen und Handlungen werden
angepasst, wenn die Evaluation oder Analyse der Zielerreichung dies nahelegen. Es gilt
immer **flexibel auf den Gesamtprozess zu reagieren** und das Symptommanagement
wenn nötig anzupassen.

Werden die Handlungsplanung und -umsetzung schriftlich nachgewiesen, erfüllen sie
die Anforderungen von Qualitätsentwickelung und Evaluation (vgl. auch Kap. 5.3.5,
S. 71).

Folgende Fragen sind in der Konzeptentwicklung hilfreich

- Was versteht die Einrichtung unter einem systematischen Schmerzmanagement?
- Welche Ziele werden damit in der Einrichtung angestrebt?
- Welche Merkmale soll das Symptommanagement der Einrichtung haben und auf welche Bereiche ist es gerichtet (körperliche, psychische, soziale, spirituell-religiöse Symptome und Bereiche)?
- Wer ist für den Managementprozess zuständig, wer ist verantwortlich für die Steuerung und Koordination der verschiedenen Berufsgruppen/Netzwerkpartner (Bezugspflegefachkraft, Palliative-Care-Expertin, SAPV-Pflegeteam, behandelnder Arzt, Palliativmediziner o. a.)?
- Wie verläuft der Prozess von der Feststellung der Palliativsituation bis zur Evaluation der Behandlung von Symptomen? (Ein Ablaufdiagramm wäre hier sinnvoll.)
- Welcher Systematik folgt die Symptombeobachtung? Werden nur bereits vorhandene oder auch potenziell zu erwartende Symptome beobachtet? Erfolgt die Planung der Maßnahmen zur Symptomerfassung in der Prozessplanung? Wie wird eine personenunabhängige Umsetzung erreicht? Werden mögliche Symptome auch beobachtet, wenn ansonsten erforderliche Maßnahmen unterlassen wurden? Werden Protokolle oder Assessments eingesetzt? Gibt es hierfür spezifische Einsatzbereiche oder werden sie generell eingesetzt?
- Werden Maßnahmen nur für bereits vorhandene Symptome geplant oder auch für potenzielle, also im weiteren Verlauf wahrscheinlich auftretende Symptome? Wird z. B. schon der »Plan für alle Fälle« (s. Kasten, S. 64) gemacht und eine Notfallbox mit erforderlichen Medikamenten bereitgestellt, wenn die Symptome noch nicht vorhanden, jedoch zu erwarten sind?
- Gibt es eine Notfallapotheke, die im Bedarfsfall auch am Wochenende und in der Nacht, ansonsten innerhalb von zwei Stunden die akut erforderlichen Medikamente liefern kann?
- Wie werden noch vorhandene Medikamente aus der Notfallbox gemanagt, wenn der Betroffene verstorben ist und sie nicht mehr benötigt werden?
- Wer gilt als Kontaktpartner für weitergehende Fragen und/oder Unsicherheiten (z. B. Hausarzt, Palliativarzt, Ansprechpartner im Netzwerk)?
- Wie wird vorgegangen, wenn nicht vorhersehbare gravierende Symptome auftreten? Wird hier der Notarzt, der behandelnde Hausarzt, der Palliativarzt oder das Netzwerk angerufen?
- Gibt es Vereinbarungen mit Not- und Bereitschaftsärzten, mit Rettungsdiensten und Krankenhäusern zum Vorgehen bei auftretenden Problemen und Notsituationen? Wie wird die Versorgungsplanung für die letzte Lebensphase genutzt?
- Besteht eine Liste mit Ansprechpartnern im Bereich der verschiedenen Weltreligionen, wenn akut spirituelle oder religiöse Bedürfnisse auftreten und dadurch Symptome ausgelöst werden?
- Wer ist innerhalb der Einrichtung zuständig für die Evaluation des Symptommanagements?

Der »Plan für alle Fälle«

Unter dem »Plan für alle Fälle« wird ein Bedarfsplan für potenzielle, d. h. jetzt nicht vorhandene aber zu erwartende Symptome/Probleme und die Bereitstellung aller erforderlichen Medikamente und Maßnahmen verstanden. Treten die Symptome auf, können die entsprechenden Maßnahmen sofort umgesetzt werden. Insbesondere in der Nacht oder am Wochenende wird der Kontakt zum Notarzt oder die Einweisung in ein Krankenhaus dann häufig nicht mehr erforderlich.

Die Versorgungsplanung für die letzte Lebensphase – Teil II: Regelungen für den Notfall (Teil I, s. S. 57)

Das HPG vom 01.12.2015 sieht vor, dass in einer Fallbesprechung das Versorgungsmanagement zu klären ist. Einbezogen werden »der den Versicherten behandelnde Hausarzt oder sonstige Leistungserbringern [...], auf Wunsch des Betroffen die Angehörigen und weitere Vertrauenspersonen.« Diese Regelungen sehen auch vor, dass »für mögliche Notfallsituationen die erforderliche Übergabe des Versicherten an relevante Rettungsdienste und Krankenhäuser vorbereitet werden. Auch andere regionale Betreuungs- und Versorgungsangebote sollen einbezogen werden, um die umfassende medizinische, pflegerische, hospizliche und seelsorgerische Begleitung nach Maßgabe der individuellen Versorgungsplanung für die letzte Lebensphase sicherzustellen.« (HPG 01.12.2015, § 132 g Gesundheitliche Versorgungsplanung für die letzte Lebensphase: 2116).

5.3.3   Netzwerkarbeit und Interdisziplinarität

Ein Netzwerk ist »ein »System von miteinander in über reine marktbezogene Beziehungen hinausgehend verbundenen Akteuren [...] Die Struktur eines Netzwerks wird durch das Verhalten, die Interdependenz, die Intensität der Kopplung und die Macht der Akteure bestimmt«.[19]

Es kommen also verschiedene, zunächst eigenständig arbeitende Organisationseinheiten oder Personen zusammen und bringen ihre jeweilige Leistung – hinsichtlich eines gemeinsam verfolgten Ziels – in ein gemeinschaftliches Arbeitsbündnis ein. Diese Zusammenarbeit wird insbesondere notwendig, wenn die Möglichkeiten der eigenen Berufsgruppe oder Einrichtung nicht ausreichen, um eine komplexe Anforderung zu erfüllen.

---

[19]   vgl. Lackes in: Gabler-Wirtschaftslexikon. Online, abgerufen am 15.07.2016

Dabei stehen die einzelnen Einheiten in einem interdependenten, also wechselseitigen Abhängigkeitsverhältnis – d. h. die Gesamtleistung hängt einerseits von der Leistungsqualität des einzelnen Netzwerkpartners ab. Andererseits hängt sie auch deutlich von der Güte der Zusammenarbeit ab. Die Handlungsakteure unterschiedlicher Professionen müssen effektiv zusammenwirken, um durch eine gute Vernetzung der verschiedenen Handlungen das Höchstmaß an Selbstbestimmung, Lebensqualität und Würde für den Betroffenen erzielen zu können. Die Organisation geeigneter Informations-, Kommunikations- und Kooperationsprozesse stellt somit die Grundlage für das Zusammenwirken der verschiedenen Berufsgruppen dar.

»Für die Umsetzung der Palliativversorgung sollten vorhandene Strukturen genutzt werden, wo immer es möglich ist. Die Pflegeeinrichtungen sollten deshalb ihre Konzepte zur Palliativversorgung gemeinsam mit den lokalen und regionalen Anbietern der (allgemeinen und spezialisierten) Palliativ- und Hospizversorgung (Hospizdienste, Palliativpflegedienste, qualifizierte Palliativärzte, PKD; PCT, Palliativstationen, stationäre Hospize) entwickeln, bzw. abstimmen. Ferner sollten sie formelle und informelle Kooperationen eingehen, um allgemeine und spezialisierte Palliativversorgung leisten zu können.« (Hospizkultur und Palliativversorgung in stationären Pflegeeinrichtungen. Umsetzungsmöglichkeiten für die Implementierung. Ministerium für Gesundheit, Emanzipation, Pflege und Alter des Landes NRW 2014: 13)

Im Gesetz zur Verbesserung der Hospiz- und Palliativversorgung (HPG) ist geregelt, dass durch die Kassenärztliche Bundesvereinigung und durch den Spitzenverband Bund der Krankenkassen die Rahmenbedingungen für eine solche Netzwerkarbeit wie auch die Koordination und die interprofessionelle Strukturierung der Versorgungsabläufe bis zum 30.06.2016 geregelt werden (vgl. HPG § 87 a).

In konkreten Fallbesprechungen treffen sich die verschiedenen Disziplinen und suchen gemeinsam nach einer Lösung, schließen Kooperationsverträge oder schriftliche Vereinbarungen ab. Dies ist nach dem HPG vom 01.12.2015 vor allem erforderlich für Kooperationen mit Ärztenetzen, Apotheken, Hospiz- und Palliativnetzen.

Im Konzept sollte daher entsprechend dargestellt werden,
- welche Ziele die Einrichtung mit einer Netzwerkarbeit anstrebt,
- mit welchen Netzwerkpartnern eine Zusammenarbeit besteht,
- wie die Kooperation funktioniert und
- welche Formen der Kommunikation und Kooperation praktiziert werden.

In der angehängten Arbeitshilfe (vgl. Arbeitshilfe 8, S. 157 ff.) kann dann die konkrete Kooperation mit den einzelnen Netzwerkpartnern konkret beschrieben werden. Sinnvoll ist eine Liste mit den verfügbaren Netzwerkpartnern und ihren Kontaktdaten, damit im Ernstfall nicht erst die Daten recherchiert werden müssen.

In der Konzeptentwicklung, jedoch nicht im Konzept, müssen ggf. auch Überlegungen zu neuen Netzwerkpartnern beschrieben und angestellt werden. So ist im Bereich der Sexualität z. B. auch über die Zusammenarbeit mit Sexualbegleiterinnen oder/und die Kooperation mit einem Bordell zu überlegen. Die Radikale Orientierung am Sterbenden bedeutet auch, sich geäußerten Bedürfnissen in diesen Bereichen zu stellen.

Folgende Fragen sind in der Konzeptentwicklung hilfreich

- Welche Ziele werden konkret mit der Netzwerkarbeit angestrebt? Welcher Benefit, also Nutzen oder Vorteil, soll für den Bewohner, seine Angehörigen und das Team der Einrichtung erreicht werden?
- Welche Partner gehören zum Netzwerk (sinnvoll kann hier auch eine Auflistung oder grafische Darstellung zu den verschiedenen Netzwerkpartnern wie etwa Organisationen, Berufsgruppen sein)?
- Wer gehört zum internen Netzwerk in der Einrichtung?
- Welche Organisationen und Personen gehören zum externen Netzwerk? Für beide Bereiche ist eine Liste (ggf. mit Abbildungen oder Grafiken) sinnvoll.
- Gibt es konkrete Kooperationsverträge mit einzelnen Netzwerkpartnern?
- Wie funktionieren Kommunikation und Kooperation?
- Gibt es regelmäßige Prozesse des Austauschs (z. B. wöchentliche Besprechungen, Faxkontakte, Mailverkehr, Teamsitzungen, Visiten)? Wer erhebt den Bedarf?
- Wer übernimmt die Kontaktaufnahme (z. B. Pflegemitarbeiter oder der Sozialen Betreuung?
- Wer ist für die Organisation der Netzwerkarbeit zuständig (Pflegefachkraft, Palliative-Care-Expertin, SAPV-Team oder der Arzt)?
- Welche Rolle übernehmen die Wohnbereichsleitung/Schichtleitung/Bezugspflegefachkraft/Palliative-Care-Expertin?
- Wer trägt innerhalb des Netzwerks und der Kooperation für was Verantwortung?
- Wer, welche Person oder welche Organisation übernimmt welche Aufgaben? Hier ist auch die eigene Rolle zu prüfen. Ggf. erscheint es sinnvoll, für einige Bereiche gemeinsam mit dem Kooperationspartner das Vorgehen zu klären und diesen Prozess im Anhang des Konzepts zu hinterlegen. Insbesondere bei wiederholt auftretenden Problemen im Schnittstellenbereich der Netzwerkpartner wäre eine solche Beschreibung solange sinnvoll, bis der Prozess zur Routine geworden ist (bspw. Kooperation mit dem ambulanten Hospizverein, s. Arbeitshilfe 8, S. 157 ff.).
- Wer evaluiert die Gesamtleistung aller Netzwerkpartner?
- Wer dokumentiert an welcher Stelle, welche Leistung? Prinzipiell sollten in der Dokumentation des Betroffenen alle Leistungen aller Anbieter erkennbar sein. Nur so lässt sich die wechselseitige Wirkung evaluieren und erklären.[20]

---

[20] Insbesondere mit dem SAPV-Team sollte vereinbart werden, wie Anordnungen, die zwischen ihm und dem behandelnden Palliativmediziner sowie konkrete Absprachen, geplante Vorgehensweisen und Ergebnisse als dokumentierte Daten in die Pflegeprozessplanung und -dokumentation eingebracht werden, damit sich dort der Gesamtprozess abbildet.

Kooperationen mit dem Pflegeteam der Spezialisierten Ambulante Palliativversorgung (SAPV) oder dem Palliativen Konsiliardienst (PKD)

In spezifischen Fällen kann vom behandelnden Arzt die Verordnung für die SAPV, teilweise auch über den PKD, ausgestellt werden. Hierbei übernimmt – nach entsprechender Verordnung durch den Arzt – ein externer Pflegedienst Leistungen, die von den Pflegemitarbeitern der Einrichtung nicht übernommen werden können. Voraussetzung ist natürlich, dass die externen Mitarbeiter die der Verordnung entsprechenden Palliative-Care-Qualifikationen vorweisen können.

Bei der Konzeptentwicklung sollte hinsichtlich der Verordnung von SAPV oder PKD geklärt werden, bei welchen Erfordernissen die Notwendigkeit besteht, mit dem Arzt über die Verordnung von SAPV zu sprechen. Es gilt herauszufinden, welche Angebote innerhalb der Einrichtung nicht hinreichend vorgehalten werden können. Dann ist zu klären, ob mit einem einzelnen oder mit mehreren SAPV-Teams zusammengearbeitet werden soll (evtl. Liste anfertigen) und wie diese Kooperation erfolgen wird. Feste Ansprechpartner im eigenen Team wie im SAPV-Team sind zu benennen. Auch für Detailaspekte wie Dokumentationshandlungen, Evaluierung der Einzel- und/oder Gesamtprozesse müssen die Verfahren besprochen sein. Ferner ist festzuhalten, welche Maßnahmen von den Mitarbeitern der Einrichtung gegenüber dem SAPV-Team angeboten und durchgeführt werden (Kommunikation, Integration in Planungs- und Auswertungsprozesse innerhalb der Einrichtung wie z.B. Fallbesprechungen).

Weitere mögliche Netzwerkpartner
Physiotherapeuten
Die Kooperation mit Physiotherapeuten kann insbesondere bei schmerzerzeugenden Fehlhaltungen, schmerzhaften Auswirkungen eines Lymphödems oder bei Positions- oder Transferproblemen der Schwerkranken sinnvoll sein, um Absprachen über ein geeignetes Vorgehen zu treffen. Dies kann dann auch in den Pflegealltag übertragen werden.

Logopäden
In einzelnen Fällen kann eine Indikation bestehen, wenn der Betroffene gerne noch oral Nahrung aufnehmen möchte, dies aber aufgrund von Schluckstörungen nicht mehr problemlos kann. Zur gemeinsamen Problemanalyse und zur Abstimmung über ein geeignetes Vorgehen, wäre hier die Kooperation sinnvoll. Ähnlich wie bei der Physiotherapie kann das Vorgehen ggf. in den Pflegealltag integriert werden.

Seelsorger
Menschen, die unter den Belastungen ihres Lebens leiden, die Probleme haben, einen gelingenden Lebensabschluss zu erreichen, die Fragen zu ihrem Glauben, zu einem Dasein nach dem Tod oder zu jeglichen zwischenmenschlichen Problem haben, sollte u.a. auch ein Gespräch mit einem Seelsorger angeboten werden.

Häufig wenden sich Menschen in Krisensituationen oder im Anblick des nahenden Todes verstärkt ihrer Religion zu oder widmen sich der Suche nach Gott. In diesen Situationen kann ein Seelsorger wichtig werden, um bei Antworten auf Lebens- und Sinnfragen zu unterstützen. Daher sollte eine Liste mit den zuständigen Ansprechpartnern (möglichst aus mehreren Religionen) wie den Kontaktdaten eines Notfallseelsorgers vorliegen. Eventuell ist ja auch ein Seelsorger in der Einrichtung angestellt? Bestenfalls ist die seelsorgerliche Begleitung von schwerkranken und sterbenden Menschen über 24 Stunden gesichert, was heutzutage leider nicht mehr der Normalfall ist.

Konzeptionell ist zu klären, welche Ziele mit der Kooperation mit einem Seelsorger angestrebt werden und bei welchen Anliegen oder Bedürfnissen er kontaktiert wird. Seelsorgerliche Angebote können auch von anderen Mitarbeitern der Einrichtung angeboten werden (Gebet sprechen, Lieder singen, religiöse Texte oder Segen sprechen, zuhören, gemeinsames »Aushalten« usw.). Es ist zu klären, welche Mitarbeiter dazu in der Lage und willens sind und welche Hilfsmittel es gibt, auf die zurückgegriffen werden kann.

Notfallapotheke

Die Bereitstellung verordneter Medikamente sollte möglichst in einem Zeitfenster von maximal zwei Stunden – dies auch nachts und am Wochenende – ermöglicht werden. Apotheken können sich hier qualifizieren. Es sollte möglichst bald nach Erfassen der Palliativsituation die Verordnung und Bereitstellung aller erforderlichen Medikamente angestrebt werden – auch der nur potenziell nötigen Mittel für möglicherweise auftretende Symptome (vgl. »Plan für alle Fälle«, Kap. 5.3.2, S. 64). Es sollte sichergestellt sein, dass alles Notwendige auch nachts und am Wochenende schnell verfügbar ist. Dies gilt auch im Rahmen der Versorgungsplanung für die frühzeitige Verordnung und Bereitstellung der erforderlichen Bedarfsmedikamente in der letzten Lebensphase.

Konzeptionell ist zu klären, ob über die eigene Vertragsapotheke eine Lieferung im beschriebenen Intervall sichergestellt werden kann. Ist dies aktuell nicht der Fall, sollte zunächst das Gespräch mit dem Inhaber/Leiter der Apotheke gesucht und nach einer möglichen Lösung für die Sicherstellung der Dienstleistung gesucht werden. Bei Versorgungsmängeln oder fehlender Kooperation der »eigenen« Apotheke muss eine Notfallapotheke gefunden werden, die über die geforderten Ressourcen verfügt. In diesem Fall sollte mit beiden Apotheken geklärt werden, wann die Notfallapotheke als Lieferant einspringt. Ein Kooperationsvertrag ist hier hilfreich. Wird eine Notfallbox dem „Plan für alle Fälle" entsprechend mit den verschiedenen, ggf. erforderlich werdenden Bedarfsmedikamenten für potenziell auftretende Symptome geliefert, sollte vertraglich geklärt sein, wer die Medikamente zurücknimmt und ggf. entsorgt, falls der Betroffene verstirbt ohne die Medikamente genutzt zu haben. Insbesondere im Bereich der Opiate ist dies zu klären.

Sanitätshäuser

Auch das kooperierende Sanitätshaus sollte in der Lage sein, zeitnah erforderliche Materialien zu liefern. Im Einzelfall sollte dies auch ohne Verordnung gehen, wenn sichergestellt ist, dass das Rezept nachgeliefert wird. Bei schwerkranken und sterbenden Menschen sind lange Wartezeiten nicht tolerierbar. Diese Sondersituation muss im Kooperationsvertrag geklärt werden.

Zusätzliche Betreuung durch den ambulanten Hospizdienst oder andere Betreuungsdienste

Stationären Pflegeeinrichtungen stehen nur begrenzt personelle Ressourcen zur Verfügung, um eine aufwendige und zeitintensive Einzelbetreuung eines schwerkranken oder sterbenden Menschen zu ermöglichen. Hier können zusätzliche Begleitungen durch Mitarbeiter des ambulanten Hospizdienstes notwendig werden. Der Kontakt zur Organisation und zu den Mitarbeitern sollte frühzeitig aufgenommen werden, damit noch eine Beziehung zwischen ihnen und dem Betroffenen aufgebaut werden kann, ehe das Sterben beginnt.

Die Zusammenarbeit mit dem Hospizdienst muss geregelt werden, damit sie möglichst gewinnbringend für alle Beteiligten und ohne Störungen verläuft.

Konzeptionell zu klären ist, welche Organisationen eine zusätzliche Betreuung anbieten können. Aspekte wie der Zeitpunkt der Kontaktanbahnung und der Zeitraum der Übernahme der zusätzlichen Betreuungsarbeit durch den externen Partner müssen überlegt, festgelegt, organisiert und sichergestellt werden. Dafür müssen Zuständigkeiten und Verabredungen getroffen werden – wer übernimmt die Kontaktaufnahme? Welche Informationen werden benötigt oder weitergegeben? Welche Handlungen sind durch die Partner zu übernehmen? Wer übernimmt die Planung und Dokumentation der zusätzlichen Betreuungsarbeit? Finden gemeinsame oder gegenseitige Informations- oder Kooperationshandlungen statt? Gibt es hierfür regelmäßige Intervalle? Wie werden die Kommunikation und Information in ihrem Verlauf sichergestellt? Finden diese Prozesse nur mündlich oder auch schriftlich innerhalb der Dokumentation statt? Gibt es eine gemeinsame Absprache zur Kooperation (s. Arbeitshilfe 8, S. 157 ff.)?

Zusammenfassung

Je mehr Beteiligte/Netzwerkpartner in einem gemeinsamen Arbeitsbündnis zur Verfügung stehen, umso höher sind die Anforderungen an eine geregelte Kooperation. Diese sollte mit dem jeweiligen Netzwerkpartner beschrieben werden.

Zukünftig wird, aufgrund der Entwicklung einer multikulturellen Gesellschaft, auch der Aufbau von Netzwerkstrukturen und Kooperationen insbesondere mit Glaubensvertretern und weltlichen Institutionen anderer Religionen und Kulturen wichtig werden.

5.3.4   Abbau der Hierarchie

Unter einer Hierarchie ist eine Rangordnung zu verstehen. Verschiedene Organisationen oder Berufsgruppen können in der Rangfolge über- oder untergeordnet sein, genauso wie Personengruppen oder einzelne Personen innerhalb einer Berufsgruppe. Entsprechend der Rangfolge werden häufig Entscheidungs- und Handlungsfelder benannt.

In Gesundheitseinrichtungen gibt es einerseits eine Hierarchie innerhalb der Einrichtung, die durch die verschiedenen Leitungsebenen gegeben sind (häufig im Organigramm der Einrichtung erkennbar). Weiterhin findet sich eine Unter- oder Überordnung innerhalb der Berufe, die auch durch berufsständische Gesetze geregelt ist. So ist der Arzt im Bereich der Anordnungen medizinischer Maßnahmen immer der Pflegekraft übergeordnet, da nur er die Indikation für die Anordnung einer solchen oder auch dagegen treffen darf.

Mit dem Stichpunkt »Abbau der Hierarchie« ist hier nicht die Aufhebung von über- oder untergeordneten Führungsebenen gemeint. Dieses wäre letztlich auch nur begrenzt möglich, denn bestimmte Entscheidungen oder Handlungen sind im Rahmen des Berufsrechts an formale Qualifikationen, also Berufsabschlüsse gebunden. Gemeint sind vielmehr der Austausch von Informationen und eine Zusammenarbeit, die durch Wertschätzung, Gleichberechtigung und Teilhabe geprägt ist. Es ist eine »Zusammenarbeit auf Augenhöhe«, bei der jeder Mitarbeiter, unabhängig von seiner Profession oder Zugehörigkeit zu einer Berufsgruppe, wichtige Beobachtungen weitergibt, sich in Kommunikationsprozesse einbringt, den anderen unterstützt. Jeder, der an der Versorgung, Pflege, Betreuung und Behandlung schwerstkranker und sterbender Menschen beteiligt ist, wird in seiner Handlung und in seinen Beobachtungen als wertvoll angesehen. Analyse-, Prüf- und Entscheidungsprozesse werden so z. B. im Team getroffen. Das Team kann aus Betroffenem, ggf. Angehörigen oder Betreuern, Pflegemitarbeitern und dem behandelnden Arzt oder Palliativmediziner bestehen. Je nach individueller Lage kann es erweitert oder verkleinert werden. Die verschiedenen Perspektiven, Einschätzungen und Vorstellungen eines guten oder richtigen Handelns werden hier angehört und gemeinsam eine Entscheidung gesucht. In der Palliative Care wird insbesondere der Entscheidung des Betroffenen eine hohe Bedeutung eingeräumt, da er als Experte des eigenen Lebens gilt. In einer gedachten Hierarchie nimmt er den höchsten Stand ein!

Folgende Fragen sind in der Konzeptarbeit hilfreich
- Welches Verständnis steht hinter der Vorstellung: »Abbau der Hierarchie?« Was ist damit gemeint? Um welche Hierarchie geht es hier?
- Welche Ziele werden mit einem Abbau der Hierarchie angestrebt?

- Wie sollen der Abbau der Hierarchie und die Entwicklung eines Arbeitsbündnisses, das auf den Prinzipien von Demokratie und Partizipation beruht, angestrebt und erreicht werden? Was ist zu tun? Welche konkreten Anforderungen ergeben sich an jeden Mitarbeiter?
- Welche Voraussetzungen werden hierzu innerhalb der Einrichtung und bei den einzelnen Handlungsakteuren geschaffen?
- Welche Rolle wird den einzelnen Berufsgruppen, Mitarbeitern zugesprochen? Zuständigkeiten und Verantwortungsbereiche sind oft im bereits vorhandenen Pflege- und Betreuungskonzept beschrieben. Hier geht es nun um die Haltung und Handlung, mit denen eine ein hohes Maß an Partizipation und Demokratie ermöglicht werden soll.
- Wo gibt es Grenzen? Wo bleiben hierarchisch bedingte (auch berufsständisch bedingte) Entscheidungsprozesse unverändert in der bisherigen Form – z. B. bei der Anordnung von Medikamenten?

5.3.5   Qualitätsentwicklung und Evaluation

Eine professionelle Handlung zeichnet sich immer dadurch aus, dass ihr Verlauf und das erreichte Ergebnis im Hinblick auf die angestrebten Ziele bewertet werden. Jedes zielgerichtete und qualitätsgeleitete Handeln sollte hierzu die Handlungsschritte des PDCA-Zyklus aufweisen (vgl. die komplette Umsetzung im Bereich Symptommanagement in Kap. 5.3.2, S. 60 ff.). Der PDCA-Zyklus stellt den Regelkreis des Handlungsregulationszyklus' dar, der auf das Ziel der Optimierung gerichtet ist und bestimmte Handlungsschritte einschließt.

Der zielgerichteten Planung eines Prozesses als Initialphase folgen die Durchführung und schließlich die Überprüfung und Bewertung der erreichten Ergebnisse (Evaluation). Eine solche Bewertung lässt sich nachvollziehen. Kann man rückblickend erkennen, dass es ein »gutes Sterben« und ein »guter Tod« waren, werden die Bedingungen analysiert, die dieses Ergebnis ermöglicht haben (gute Situation, gute Handlungen). Bei weiteren Sterbeprozessen können sie dann ggf. gezielt geplant und umgesetzt werden. Die Erkenntnis der Best Practice kann folgend bei der Erstellung von Leitlinien, Standards oder anderen Richtlinien genutzt werden. Sie sorgen langfristig für eine Optimierung der Palliative-Care-Versorgung der Einrichtung. Das Ministerium für Gesundheit, Emanzipation, Pflege und Alter des Landes NRW empfiehlt die Einführung von Standards für die Palliativversorgung: »Während ein Leitbild nur den Rahmen vorgeben kann, in dem konkrete Maßnahmen für die Versorgung der Bewohnerinnen und Bewohner entwickelt werden müssen, hat die Einführung von einheitlichen Standards auf Trägerebene eine unmittelbare Wirkung auf die Palliativversorgung der Betroffenen« (Hospizkultur und Palliativversorgung in stationären

Pflegeeinrichtungen, MGEPA 2014: 18). Zu unterscheiden sind Evaluationen auf verschiedenen Ebenen, verschiedene Blickwinkel und unterschiedliche Formen.

Ziele und Merkmale einer gelingenden Qualitätsentwicklung

Das spezifische Handeln im Bereich von Palliative Care ist auf das weitgehende Erreichen eines »guten Sterbens« ausgerichtet. Die Ziele, die sich schon in der Definition der Palliative Care zeigen, stehen im Vordergrund. Diese Ziele können zunächst als Vergleichsparameter für Qualitätskontrollen genutzt werden. In einem Soll-Ist-Vergleich bei dem das Ist (als die in der realen Handlungspraxis gegebene Realität) mit dem Soll (als dem angestrebten Zustand) verglichen wird, lassen sich bereits erreichte Ziele als Übereinstimmung wie auch vorhandene Optimierungsbedarfe erkennen. Bei weiterhin bestehenden Abweichungen wird dann geprüft, wie eine weitere Annäherung an die gesetzten Ziele zukünftig erreicht werden kann. Darauf folgend werden die entsprechenden Handlungen initiiert.

Geeignete Prozesse zur Anwendung qualitätsüberprüfender Handlungen sind in der Regel schon im vorhandenen Qualitätsmanagementhandbuch festgelegt. Darauf kann im Palliative-Care-Konzept verwiesen werden. Für besondere Situationen können bestehende Formulare und Prozesse ergänzt werden, wie z. B. für die Pflegevisite oder die Fallbesprechung. Immer sollten die Blickwinkel auf die spezifischen Ziele und Besonderheiten von Palliative Care gelegt werden.

Zusätzlich zu den prozessbegleitenden/lebensbegleitenden Evaluationen ist eine retrospektive Evaluation nach dem Tod des Bewohners empfehlenswert. Es wird dann rückblickend geprüft, ob ein »gutes Sterben« ermöglicht wurde und welche Bedingungen wirksam waren. Erst nach dem Versterben des Betroffenen lässt sich dies schlüssig beantworten und bewerten. Die Erkenntnisse über gute Bedingungen und wirksame Handlungen sollen bei künftigen sterbenden Bewohnern als Best-Practice-Anwendungen genutzt werden. Wird ein Sterbeverlauf als nicht geeignet eingeschätzt, werden ebenfalls die verantwortlichen Bedingungen analysiert. Hier gilt es dann, diese durch zielgerichtete Handlungen positiv zu verändern.

Analyse und Evaluation der Kernprozesse

Die Definition der WHO zum Palliative-Care-Begriff (vgl. Kap. 3.2.1, S. 28) lässt sich als Raster für angestrebte Ziele und die Säulen nach C. Saunders als übergeordnete Gliederungspunkte für Kernprozesse nutzen. Innerhalb dieser Vorgaben können dann Kriterien für die Qualitätsprüfung entwickelt werden, z. B. im Bereich der Radikalen Orientierung am Sterbenden. Dazu können entsprechende Befragungen vorgenommen werden:

Analyse durch die Befragung des Betroffenen

- Fühlt der Betroffene sich entsprechend seiner Bedürfnisse angemessen in alle Entscheidungs- und Handlungsprozesse integriert?
- Sieht er sich als Individuum beachtet?
- Gibt er an, dass seine Ablehnung gegenüber Handlungen oder Handlungsteilen beachtet und folgend die Handlung unterlassen oder verändert wird?
- Konnten die angebotenen und durchgeführten Maßnahmen zu einem weitgehenden Wohlbefinden führen?
- Usw.

Analyse der Pflege- und Betreuungsprozessplanung

- Lassen sich die Wünsche und Bedürfnisse des Betroffenen erkennen?
- Wurden sie handlungsleitend in der Planung beachtet?
- Wurden die Inhalte aus der Patientenverfügung und der Vorsorgeplanung für die letzte Lebensphase beachtet und in die Planung integriert?
- Gibt es eine Versorgungsplanung für das Lebensende?
- Usw.

Anhand derartig festgelegter Kriterien wird dann die Prüfung der tatsächlich erreichten Qualität vorgenommen.

Weitere mögliche Analyse-Verfahren

1. **Fallbesprechungen:** Hierbei analysieren mindestens zwei Personen, häufig jedoch auch mehr Beteiligte (ggf. aus unterschiedlichen Berufsgruppen), eine Situation und suchen gemeinsam nach einer Lösung für das gegebene Problem. Im Bereich von Palliative Care wird der Betroffene bei ausreichender Kommunikationsfähigkeit und vorhandenen kognitiven Ressourcen häufig selbst als Teilnehmer in die Fallbesprechung integriert, da es um seine Situation, um sein Leben und seine Entscheidungen geht. Fallbesprechungen werden auch durch das HPG vom 01.12.2015 verstärkt gefordert. Sie dienen insbesondere dazu, den Willen des Betroffenen zu ermitteln, seine besondere Situation multiperspektivisch zu analysieren, um gemeinsam nach geeigneten Lösungen zu suchen.
2. **Ethische Fallbesprechung:** Hier wird nicht mehr ausschließlich nach der Lösung für ein vorhandenes Problem gesucht. Vielmehr steht die Frage nach einer guten Lösung im Vordergrund. Sie soll das, was der Betroffene selbst möchte (oder mutmaßlich möchte), und das, was nach Abwägung aller vorhandenen Vor- und Nachteile für die einzelnen Optionen berücksichtigt wurde, repräsentieren.
   Im Konzept sollte der Prozess der Ethischen Fallbesprechung beschrieben und ggf. ein zu nutzendes Protokoll benannt sein (vgl. Arbeitshilfe 6, S. 151 ff.).
3. **Pflegevisite:** Bei der Pflegevisite handelt es sich um einen Besuch beim und ein Gespräch mit dem Betroffenen. Es wird über seine Situation gesprochen – Themen sind seine Zufriedenheit, seine Bedürfnisse und/oder Handlungsanforderungen, die

sich daraus ergeben. Dabei kann der analysierende und bewertende Blick auf unterschiedliche Bereiche gelegt werden. Die Ziele der spezifischen Palliative Care sowie die entsprechende Handlungen sollten geprüft werden (vgl. Arbeitshilfe 5, S. 146 ff.).

4. **Übergaben:** Der perspektivische Blick in den Übergaben sollte vor allem auf dem aktuellen Zustand, der Entwicklung des Betroffenen, den erreichten Zielen und den potenziellen Entwicklungen liegen. Vor allem sind hier Zusammenhänge zu klären und zu beschreiben.

5. **Teamsitzung:** In einem Team werden vorhandene Situationen, Entwicklungen oder Ausrichtungen für die Zukunft gemeinsam thematisiert, analysiert und nach Lösungen gesucht. Die Zusammensetzung des Teams kann unterschiedlich sein. Immer ist zu überlegen, ob der Betroffene als aktives Mitglied des Teams gesehen und er ganz konkret mit einbezogen wird, weil es letztlich ja um ihn, den Sterbenden geht.

6. **Reflecting-Team:** Hier stehen Reflexionen im Vordergrund. Sie werden multiperspektivisch in einem Austausch zwischen mehreren Personen durchgeführt. Je nach Fragestellun und Anlass kann die Zusammensetzung eines solchen Teams unterschiedlich sein.

   In einem Konzept ist die mögliche Zusammensetzung des Reflecting-Teams, das Vorgehen und ggf. ein Protokoll zu beschreiben. Situationen, in denen das Team zusammenkommen sollte, Fragestellungen und die Vorgehensweise werden aufgezeigt.

7. **Einrichtungsübergreifender Qualitätszirkel:** Hierbei handelt es sich um einen Qualitätszirkel, dessen Teilnehmer nicht nur aus einer Einrichtung kommen. Im Austausch mit den Kollegen aus anderen Einrichtungen können die »eigenen blinden Flecken« überwunden, einrichtungsübergreifend nach Lösungen oder dem Best-Practice-Beispiel gesucht werden.

Folgende Fragen sind in der Konzeptentwicklung hilfreich

- Wie definiert die Einrichtung Qualität? Welche Qualitätsziele werden für den Bereich Palliative Care angestrebt?
- Welche Ziele verfolgt die Einrichtung mit den Maßnahmen zur Qualitätsentwicklung (wahrscheinlich kann hier auf andere bestehende Konzepte oder auf Aussagen im Qualitätsmanagementhandbuch der Einrichtung verwiesen werden)?
- Welche Formen von Evaluation finden statt (formative, d.h. prozessbegleitende Evaluation, summative, d.h. prozessabschließende Evaluation)?
- Welche Kernprozesse zum Qualitätsmanagement (Kontrolle, Evaluation, zielgerichtete Nutzung der Informationen, Management einer angestrebten Entwicklung für die Zukunft) werden in der Einrichtung systematisch und nachweisbar umgesetzt?
- Welche Verfahren werden in der Qualitätsbewertung der direkten Umsetzung von Palliative Care eingesetzt (hier kann im Einzelnen auf die verschiedenen Verfahrensbeschreibungen oder Standards im Qualitätsmanagementhandbuch verwiesen werden, wie z.B. auf Pflegevisiten, Evaluation der Inhalte der Prozessplanung und Dokumentation, Fallbesprechungen, Ethische Fallbesprechungen, Übergaben,

Teamsitzungen). Immer sollte hier das spezifisch Palliative bedacht und geprüft werden. Wie wird geprüft, ob die Prozesse des Konzepts, die auf die Umsetzung von Hospizgedanken und Palliativversorgung zielen, umgesetzt werden? Wie wird die Zielerreichung überprüft?

- Wer ist an den Prozessen des Qualitätsmanagements beteiligt?
- Wie werden die gewonnenen Ergebnisse aus Qualitätskontrollen und Evaluationen dem übrigen Team zugänglich gemacht (Protokolle, Übergaben, Teamsitzungen)?
- Wie werden die Ergebnisse der Qualitätsbewertungen formativ, also für weitere Prozesssteuerungen, genutzt?[21] Welche Verfahren werden in der Qualitätsbewertung auf einer übergeordneten (Meta-)Ebene eingesetzt (z. B. Auswertung von Befragungen bei Bewohnern, Angehörigen, Mitarbeitern, Auswertung der retrospektiven Evaluation von Sterbeverläufen)? Wie ist der Nutzen für die künftige Gestaltung von Prozessen?

5.3.6   Trauerbegleitung / lebensbegleitende Trauerarbeit / Sterbebegleitung

Trauer ist die normale emotionale Reaktion auf den Verlust eines geliebten Menschen, einer Sache oder einer Beziehung, die wichtig für den Trauernden war. Individuell unterschiedlich können sich die Trauerreaktionen zeigen: vom ständigen Weinen über das Verleugnen des Verlusts bis hin zur Versteinerung (vgl. Kast 2010).

Im Bereich von Palliative Care ist die **Trauerbegleitung** nicht begrenzt auf die Trauer des Angehörigen nach dem Tod des Betroffenen. Von erheblicher Bedeutung ist die sogenannte lebensbegleitende Trauer, die beim Betroffenen und seinem Angehörigen auftritt. Sie gilt es wahrzunehmen und angemessene Angebote zu einer lebensbegleitenden Trauerarbeit zu machen. Die möglichen Trauerursachen sind sehr unterschiedlich: So kann es z. B. die Erkenntnis beim Betroffenen sein, dass das Leben zu Ende geht, dass es Bereiche eines »ungelebten Lebens« gibt oder dass Konflikte – im Nachhinein betrachtet – als sinnlos eingeschätzt werden.

Beim Angehörigen können etwa folgende Ursachen auftreten: die Trauer darüber, dass der Betroffene bald nicht mehr als Lebensbegleiter/Vater/Mutter da sein wird, dass sich ggf. aufgrund seiner Erkrankung seine Persönlichkeit ändert oder dass der Angehörige erkennt, sich nicht ausreichend gekümmert zu haben. Diese Trauer zu erkennen und Möglichkeiten der Unterstützung für den Betroffenen und/oder den/die Angehörigen

---

[21] Dauerhaft wäre es sinnvoll, nach dem Tod eines Bewohners eine sogenannte retrospektive Evaluation durchzuführen. Hierbei wird rückblickend bewertet, ob es ein »gutes Sterben« und ein »guter Tod« für den Betroffenen waren. Es werden Faktoren und Bedingungen geprüft, die dies ermöglicht haben oder die es umgekehrt behindert haben. Die gezielte Gestaltung geeigneter Prozesse und Bedingungen soll dann die Möglichkeit eines »guten Sterbens« in künftigen Fällen erhöhen. Es handelt sich hierbei um zukunftsgestaltendes Lernen.

(oder für beide in ihrer interdependenten Beziehung) anzubieten, sind Handlungen im Bereich von Palliative Care. Manchmal besteht die Unterstützung auch »nur« darin, die bestehende Traurigkeit mit auszuhalten, wenn es keine anderen Unterstützungswünsche gibt.

Alle Angebote der Trauerbegleitung von Menschen zielen darauf, dass sich diese verstanden und angenommen fühlen. Der Verlust muss zunächst betrauert und immer wieder bedacht werden, ehe eine Phase des Loslassens eintreten und der Mensch sich neu ausrichten kann.

Der Bereich der Sterbebegleitung zielt auf die Begleitung des Sterbenden, die Begleitung der Angehörigen und/oder anderer Bezugs- und Vertrauenspersonen beim Sterben des Betroffenen ab. Sterbebegleitung ist somit ebenfalls auf zwei Bereiche bzw. Personengruppen ausgerichtet. Sie wird vor allem als Hilfe beim Sterben verstanden. Explizit ausgeschlossen ist hier die aktive Sterbehilfe, die nicht Bestandteil der Betrachtung sein wird.

Eigentlich beschreiben auch die vorangegangenen Kapitel 5.3.1–5.3.5 bereits Elemente der Sterbebegleitung, denn in allen Bereichen geht es letztlich um die Frage: Was kann getan werden, damit der betroffene Mensch und die ihm Beistehenden sich in dieser Zeit gut begleitet und betreut fühlen? Was ist zu organisieren, damit es schließlich ein »gutes Sterben« und ein »guter Tod« werden?

Folgende Fragen sind in der Konzeptentwicklung hilfreich

- Wer wird in der Einrichtung als potenziell Trauernder angesehen (Bewohner, Angehöriger, Zugehörige, Mitarbeiter)?
- Welche Ziele sollen mit den einrichtungsinternen Angeboten zur Trauerarbeit erreicht werden?
- Welche Angebote zur lebensbegleitenden Trauerarbeit sowie zur Trauerbegleitung nach dem Tod des Sterbenden gibt es innerhalb der Einrichtung? Welche in der Netzwerkarbeit mit anderen externen Anbietern (z. B. Trauergruppe in der Gemeinde, Gesprächskreise beim ambulanten Hospizverein oder im stationären Hospiz)? (Hier müssen auch Angebote für Menschen geschaffen und im Konzept beschrieben werden, die nicht der christlichen Religion zugehören.)
- Wie wird dieses Angebot den Menschen zugänglich gemacht? Wer informiert und berät die Angehörigen hierzu?
- Wer übernimmt die Bedarfserhebung, die Planung und Koordination der verschiedenen Angebote (Bezugspflegefachkraft, Mitarbeiter der Sozialen Betreuung)?
- Wer ist zuständig für einzelne Angebote?
- Welche Räume gibt es innerhalb der Einrichtung, an denen eine stille Trauer, z. B. ein Gebet oder stilles Gedenken, möglich wird?

- Welche spezifischen Angebote werden für die Mitarbeiter gemacht (z. B. Veränderungen im Rahmen der Ablauforganisation, Teilnahme an der Beerdigung oder am Gedenkgottesdienst, Möglichkeit, einen letzten Gruß in ein Kondolenzbuch zu schreiben, Supervision)?
- Wer evaluiert die Güte der Angebote?

5.3.7   Begleitung und Betreuung von Angehörigen

Angehörige sind laut WHO-Definition des Palliative-Care-Begriffs (vgl. Kap. 3.2.1, S. 28) die zweite Zielgruppe, an die sich die spezifische Care richtet.

Angehörige sind oft in mehrfacher Weise betroffen: Zum einen sind sie Trauernde, Menschen in einer Verlustsituation. Zum anderen sind sie Helfer und Unterstützer für den Sterbenden und oftmals auch Zahlende. »Angehörige schwer erkrankter oder sterbender Menschen sind durch die selbst geleistete Pflege, erforderliche Entscheidungsprozesse und eigene Trauergefühle häufig stark belastet. Deshalb ist die Einbeziehung der Angehörigen explizit motivierend und einladend, an verschiedenen Punkten der Palliativversorgung in Pflegeheimen von Bedeutung. […]. Auch Angehörige bedürfen evtl. einer psychosozialen Begleitung, z. B. hinsichtlich des Umgangs mit dem Abschied oder mit akuten Krisen der Bewohnerin bzw. des Bewohners.« (Ministerium für Gesundheit, Emanzipation, Pflege und Alter. Hospizkultur und Palliativversorgung in Nordrhein-Westfalen, MGEPA, Umsetzungsmöglichkeiten für die Praxis 2014: 10)

Im Konzept sind Angehörige entsprechend in ihren unterschiedlichen Rollen zu betrachten. Für die verschiedenen Formen von Betroffenheit sind ihnen Unterstützungs- und Begleitangebote sowie – sofern der Sterbende einwilligt – der Einbezug in Entscheidungsprozesse anzubieten. Erschwerend wirkt sich aus, dass die Angehörigen oftmals selbst schon älter sind und an Krankheiten und Einschränkungen leiden. Dann gilt es zu schauen, was im Rahmen ihrer Möglichkeiten und eigenen Wünsche umzusetzen möglich ist.

Folgende Fragen sind in der Konzeptentwicklung hilfreich
- Wer gehört zur Bezugsgruppe der Angehörigen oder primären Bezugspersonen?
- Welche Ziele werden mit der Begleitung, Unterstützung, Beratung und Integration der Angehörigen in Entscheidungsprozesse angestrebt?
- Welche Angebote werden innerhalb der Einrichtungen vorgehalten (z. B. Angebote zur Integration in Entscheidungsprozesse, Fallbesprechungen, konkrete Angebote zur Begleitung und Betreuung)?
- Wie werden die Beratungsleistungen der eigenen Einrichtung mit denen der Krankenkasse koordiniert?

- Welche Angebote können über die Kooperationspartner des Netzwerks zusätzlich angeboten werden? Wie erhält der Angehörige hier die entsprechenden Informationen?
- Wer ist Ansprechpartner für den einzelnen Angehörigen – Palliative-Care-Fachkraft, spezialisierte Sozialarbeiterin, Mitarbeiter des SAPV-Teams, Bezugspflegefachkraft, freigestellter Mitarbeiter aus dem Bereich Pflege oder Soziale Betreuung zur Beratung?
- Bei welchen Prozessen kann der Angehörige in die konkrete Pflege, Versorgung und Betreuung eingebunden werden? Wie geschieht dies?
- Wo findet die Integration der Angehörigen eine Grenze? Wo wird sie beendet?

5.4   Der Managementprozess: Management der Palliativsituation

Der professionelle und spezielle Umgang mit Menschen in der Palliativsituation erfordert es, dass die verschiedenen Abläufe systematisch und organisiert verlaufen. Den Abläufen muss dementsprechend eine Planung – ein Konzept – zugrunde liegen, damit die entsprechenden Handlungen zum Wohl der Betroffenen erfolgen. Ferner müssen auch die Versorgenden, das Pflege- und Betreuungspersonal, eine sichere Grundlage ihrer Arbeit haben. Denn liegt eine solche systematische Regelung nicht vor, besteht die Gefahr, dass eine personenabhängige – und damit in der Qualität unterschiedliche – Planung und Umsetzung der Palliative Care zustande kommt. Dieses kann nicht das Ziel einer Einrichtung sein, die Palliative Care als spezifische Versorgungs-, Pflege- und Betreuungsform anbietet.

Das Ablaufschema »Management der Palliativsituation«(s. Kap. 4.4, S 46 f.) zeigt einen möglichen Ablauf. Bereits bei Einzug eines Betroffenen wird geprüft, ob eine Palliativsituation vorliegt. Ähnlich wie bei den Organisationsabläufen im Bereich der Expertenstandards vom DNQP (Deutsches Netzwerk für Qualitätsentwicklung in der Pflege), verläuft kein Teilprozess zufällig oder unsystematisch. Alle Handlungen der Palliative Care werden entsprechend den Regeln des einzelnen Handlungsschritts, die möglichst in einem Standard oder in einer Verfahrensanweisung festgelegt sind, und letztlich unter der Beachtung des Gesamtmanagementablaufs angewendet.

Die Regeln eines solchen Managementprozesses sind:
- Der Prozess verläuft geregelt: Das Verfahren ist nachvollziehbar und klar für alle Mitarbeiter. Es wird entsprechend vorgegebener Regeln umgesetzt. Es ist geregelt, was, wann, wie, womit, wie oft, durch wen erfolgt?
- Der Managementprozess wird bei Vorhandensein einer Initialbedingung ausgelöst (hier Feststellung von Anzeichen, die auf eine Palliativsituation hindeuten). Der

zeitliche Beginn der Handlung ist festgelegt (Prüfung auf Anzeichen einer Palliativsituation).

- Die Ziele, auf die der Prozess ausgerichtet sind, sind bekannt (möglichst Freiheit lebensqualitätseinschränkender Symptome, Gefühl des Gut-aufgehoben-Seins, Möglichkeit, sein Leben zu bedenken und abzuschließen, in soziale tragende Bezüge eingebunden sein).
- Die Regeln sind bekannt, werden eingehalten, die Teilprozesse sind logisch und finden immer nach dem gleichen Ablauf statt. Abweichungen sind begründet und nachvollziehbar.
- Der sterbende Mensch hat Angebote, die es ihm ermöglichen, so gut es geht bis zum Schluss zu leben. Sein Sterben soll in Würde und möglichst ohne Symptome, die sein Wohlbefinden einschränken, erfolgen.
- Die sinnvolle Abfolge einzeln abgegrenzter, aber dann vernetzten Handlungen ist bekannt und wird eingehalten. Abweichungen sind durch eine schriftliche Begründung nachvollziehbar dargelegt.
- Zuständigkeiten und Verantwortlichkeiten sind bestimmt (der Prozess verläuft nicht personengebunden, sondern prozessgebunden!).
- Kommunikations- und Kooperationsprozesse mit anderen Netzwerkpartnern sind angeregt, gemanagt, koordiniert und evaluiert. Die Zuständigkeiten sind festgelegt. Ggf. gibt es Regeln für die Kommunikation, z. B. ein Kommunikationsdiagramm, in dem Anlässe, Zeiträume, Teilnehmer eines Kommunikationsprozesses benannt sind.
- Der tatsächlich umgesetzte Prozess (Ist) folgt den Regeln des angestrebten Prozesses (Soll): Das Soll als dem angestrebten Zustand stimmt soweit wie möglich mit dem Ist, dem Zustand in der gelebten Realität, überein.
- Der Prozess wird formativ, d. h. prozessbegleitend überprüft und evaluiert. Abweichungen oder Ergebnisse, die nicht mit den angestrebten Zielen übereinstimmen, führen zu einer Begründung oder zu einer Anpassung der Handlung. Evaluationen gehen in diesem Spezialbereich der Palliative Care ganz besonders von der Einschätzung des Betroffenen und in Teilbereichen von der seiner Angehörigen aus.
- Durch eine angemessene Dokumentation sind auslösende Faktoren, Abstimmungs- und Aushandlungsprozesse sowie Begründungen für den Einsatz bestimmter Handlungen oder für deren Unterlassung nachvollziehbar.

Folgende Fragen sind für die Konzeptentwicklung hilfreich

- Durch welche Situation, durch welches Ereignis wird der Managementprozess ausgelöst? Wann beginnt er?
- Welche Ziele werden mit dem gezielten Management der Palliativsituation angestrebt? Was soll damit erreicht werden?
- Wie sieht der Ablauf des Managementprozesses aus? Welche Teilhandlungen sollen in welcher Abfolge oder bei welchen Anlässen vorgenommen werden?

- Wer ist zuständig für welche Teilhandlung? Wer wird ggf. einbezogen? In welchem Verantwortungs- und Handlungsbereich liegt welcher Handlungsschritt? Hier ist vor allem zu klären, ob auf jedem Wohnbereich eine in Palliative Care qualifizierte Pflegefachkraft tätig ist und ob durch diese die einzelnen Handlungsschritte nur gemanagt oder auch durch sie ausgeführt werden. Oder gibt es ein Palliative-Care-Konsil-Team, in dem eine in Palliative Care qualifizierte Sozialarbeiterin das Management übernimmt? Oder ist jede Pflegefachkraft zuständig?
- Gibt es Regeln, die die Kommunikation und Kooperation der einzelnen Netzwerkpartner bestimmen (wer informiert wen und wie oft? Findet der Informationsvorgang schriftlich oder mündlich, regelmäßig oder in individuellen Intervallen statt? Wer dokumentiert welchen Vorgang)? Wer ist für die Koordination und die Abstimmung zwischen den verschiedenen Handlungsakteuren zuständig? Wer überprüft und evaluiert, ob der Gesamtprozess stimmig, effektiv und für den Betroffenen gewinnbringend erfolgt? Wie, durch wen und wann werden Mitarbeiter, die auch für den Betroffenen und/oder seinen Angehörigen tätig sind, über Veränderungen im Handlungsprozess, über neue Erfordernisse informiert?
- Wann finden durch wen Überprüfungs- und Evaluationsprozesse statt? Gibt es z. B. wöchentliche gemeinsame Besprechungen, in denen der Betroffene und die verschiedenen Handlungsakteure ihre Perspektiven, Vorstellungen für ein weiteres gutes Handeln einbringen und dann gemeinsam nach der richtigen Lösung suchen können? Oder werden eher nur situationsbedingt, bei auftretenden gravierenden Problemen, Fallanalysen oder Ethische Fallbesprechungen, Pflegevisiten oder Teamgespräche angefragt und durchgeführt (ggf. kann auf Verfahrensanweisungen im QM-Handbuch zu den bestimmten Prozessen verwiesen werden)?
- Wer evaluiert die Teilleistungen und den Gesamtprozess? Wie intensiv, wann, mit welchen Methoden findet der Betroffene Beachtung und kann seine Einschätzung einbringen? Wie werden Beobachtungen der übrigen, nicht direkt an Therapie und Pflege beteiligten Mitarbeiter einbezogen, z. B. der Mitarbeiter von Hauswirtschaft, Küche?
- Wie (wenn überhaupt) finden Auswertungsprozesse auf der Metaebene, also über den einzelnen Bewohner hinausgehend, statt, um daraus Erkenntnisse für die folgenden Sterbeprozesse bei anderen Betroffenen zu generieren? Wer ist zuständig hierfür und wie oft und in welcher Form (Auswertung der Dokumente oder Befragung der Mitarbeiter) werden solche Auswertungen vorgenommen? Finden diese systematisch statt, z. B. durch Benchmarking-Prozesse, Arbeit mit der Balanced-Score-Card, durch die Auswertung von dokumentierten Evaluationsprozessen wie Pflegevisitenprotokollen, Protokollen von Fallanalysen oder Ethischen Fallanalysen?

Weitere Tipps und Hinweise hierzu finden sich auch in der Arbeitshilfe 7, S. 155 ff.

5.4.1   Klärung der Palliativsituation/Sicherung der Diagnose

Bevor eine Palliativsituation festgestellt werden kann, gilt es zu erfragen, ob das überhaupt im Sinne des Betroffenen wäre. Nur bei seiner Zustimmung kann eine systematische Prüfung der Indizien erfolgen und der Einsatz eines geregelten Verfahrens begründet werden. Dann können Ziele festgelegt werden, die sich aus dem Einsatz des Prüfvorgangs ergeben, und die Prüfung an sich geplant werden: Wer prüft, wann wird geprüft und wie sollen die Ergebnisse gesammelt und ausgewertet werden. Ggf. wird ein Assessment genutzt.[22] Vielleicht gibt es auch feste Zeitpunkte oder Situationen wie eine stationäre Aufnahme oder Übernahme aus dem Krankenhaus, in denen automatisch Prüfungen der Palliativsituation erfolgen. Ferner gilt es zu bedenken, ob Angehörige integriert sind oder noch einbezogen werden müssen. Auch für den Fall, dass keine eindeutigen Indizien festgestellt werden, muss geplant werden, was dann zu erfolgen soll – etwa eine erneute Prüfung im festgelegten Intervall. Wurde eine Palliativsituation festgestellt, gilt es in der Kommunikation mit dem behandelnden Arzt oder Palliativmediziner eine Diagnose zu bekommen. Hier kann nur der ICD-Schlüssel Z 51.5 = Palliative Behandlung / Palliative Betreuung genutzt werden, da es keine Diagnose für die Palliativsituation an sich gibt. Denkbar ist hier auch der Fall, dass ein Arzt die Diagnose Z 51.5 nicht bescheinigen möchte, nach Einschätzung der Pflegenden die entsprechende Situation aber vorliegt.

5.4.2   Klärung möglicher Ziele zur Gestaltung der Versorgung

Ehe im Managementprozess nun konkrete Anforderungen geprüft und folgend möglichst effektive, geeignete Handlungen geplant und umgesetzt werden, bedarf es der Klärung der angestrebten Ziele. Zum einen sind hier die allgemeinen Ziele, die mit der spezifischen Palliative Care (vgl. Kap. 2, S. 18 ff. und Kap. 5.3, S. 53 ff.) angesteuert werden, zu beachten. Zum anderen müssen auch die die vom Betroffenen individuell gewünschten Ziele betrachtet werden. Auch Bestrebungen, die aufgrund der pflegerischen Expertise angenommen werden, die der Betroffene ggf. aber aufgrund seiner aktuellen Situation nicht sieht oder sehen kann, sollten beachtet und ihm entsprechende Maßnahmen angeboten werden. Der Betroffene entscheidet immer selbst, ob er die Angebote annimmt oder nicht.

---

[22] In einigen Einrichtungen wird auch das Liverpool Care Pathway (LCP) genutzt. Dieses gibt – neben der Möglichkeit Zustände beim Betroffenen zu beachten – gute Hinweise zum Umgang mit dem (noch lebenden) Sterbenden und zum Umgang mit dem Verstorbenen nach seinem Tod.

Folgende Fragen sind in der Konzeptentwicklung hilfreich

- Wer informiert den Betroffenen und/oder seine Angehörigen über bestehende Leistungen der Hospiz- und Palliativversorgung? Hat die Krankenkasse diesen Prozess schon dem Einzug vorausgehend vorgenommen (vgl. HPG vom 01.12.2015: 2115)?
- Wer ist zuständig für eine Versorgungsplanung für die letzte Lebensphase? Wie wird das Versorgungskonzept aus der professionellen Perspektive geklärt? Wie erfolgen die Kooperation und die Absprache zwischen dem Hausarzt, ggf. dem Palliativmediziner und dem Pflegeteam? Im Rahmen von Versorgungsverträgen sollten die Rahmenbedingungen mit Hausärzten und Palliativmedizinern/Palliativnetzen geklärt sein.
- Welche Ziele werden mit der Klärung und Beachtung der Präferenzen des Betroffenen verfolgt?
- In welcher Weise werden Angehörige einbezogen, wenn der Betroffene dies wünscht?
- Wie werden die Präferenzen des Betroffenen abgefragt oder erhoben? Wie werden seine Zielsetzungen geprüft?[23]
- Welche Vorgehensweisen sind empfohlen, wenn nun Angehörige, die eine Betreuungs- oder Vorsorgevollmacht haben, andere Vorstellungen hinsichtlich Therapie und Pflege haben? In welcher Weise werden sie eingebunden?
- Wie wird der Umgang mit Patientenverfügungen gestaltet? Gibt es Handlungsmöglichkeiten, wenn die Inhalte nicht konkret sind oder die Situation nicht betreffen?
- Sind Ziele im körperlichen, psychosozialen, spirituell-religiösen Bereich geprüft und beachtet worden (oftmals steht der körperliche Bereich im Vordergrund)?
- Gibt es eine Beratung für die Versorgungsplanung am Lebensende? Werden hier die Ziele des Betroffenen eingeholt? Wer bietet diese an? Wie wird sichergestellt, dass nicht nur Wünsche erhoben, sondern diese in konkreten Handlungssituationen auch umgesetzt werden?
- Gibt es konkrete Vereinbarungen zwischen den stationären Pflegeeinrichtungen, dem Palliativnetz, den Rettungs- und Notversorgungseinrichtungen und den Krankenhäusern zum Umgang mit Patientenverfügungen und Versorgungsplanungen am Lebensende?
- Soll der Betroffene fortlaufend in der Behandlung einbezogen worden? Kann er selbst festlegen, welche Cut-Off-Werte (also Schwellen- oder Grenzwerte, ab denen gehandelt werden soll) er z. B. in der Behandlung von Symptomen wie Schmerz, Übelkeit, Müdigkeit als für sich richtig empfindet, wann er eine Therapie wünscht?
- Kann der Betroffene bei interagierenden Zielen, d. h. wenn durch eine Maßnahme ein Ziel erreicht, ein anderes dadurch aber erschwert oder behindert wird, entscheiden, welches eine höhere Priorität für ihn besitzt?

---

[23]   Vgl. auch Expertenstandards des DNQP. In den Überarbeitungen findet sich im Bereich der Handlungsplanung stets der Hinweis, dass die Präferenzen des Bewohners handlungsleitend sein müssen.

- Wird die Zieldefinition im weiteren Verlauf immer wieder überprüft und ggf. angepasst, wenn erkennbar ist, dass Ziele unrealistisch oder nicht mehr sinnvoll sind oder der Betroffene seine Zielvorstellungen geändert hat?
- Welche eindeutigen Vorgaben soll es im Umgang mit Bevollmächtigten und Betreuern geben? Wie wird vorgegangen, wenn Angehörige, Bevollmächtige oder Betreuer andere Ziele verfolgen als der Betroffene? Gibt es hier koordinierende Beratungen, um zu einer gemeinsamen Zielfindung zu kommen?

5.4.3 Einbindung von Hausarzt, Palliativmedizinern und anderen Berufsgruppen

Die hausärztliche Versorgung findet in vielen Fällen oftmals über Jahre oder sogar Jahrzehnte statt; der Bewohner kennt seinen Hausarzt gut und umgekehrt. In der Palliativsituation wird unter Umständen das Hinzuziehen eines Spezialisten für den Bereich der Schmerztherapie oder der Palliativversorgung erforderlich, um eine an die besondere Situation des Betroffenen angepasste spezielle Behandlung zu ermöglichen. Einige Hausärzte verfügen über eine Qualifikation im Bereich der Palliativmedizin, sodass sie die Behandlung erweiternd selbst übernehmen können.

Künftig sollten Kooperationsverträge oder schriftliche Vereinbarungen mit Hausärzten, Palliativmedizinern, Ärztenetzen und Palliativnetzen abgeschlossen werden, um den Prozess der Steuerung der Behandlung, den Zeitpunkt und die Indikation für das Hinzuziehen weiterer Netzwerkpartner (vgl. HPG 01.12.2015: 2117) zu regeln. Diese Verträge werden dann prozess- bzw. handlungsleitende Funktion haben.

In vielen Bereichen werden Palliativmediziner und Schmerztherapeuten erst nach der Überweisung durch den Hausarzt integriert. Die Überweisung ist sozusagen eine Voraussetzung für die Übernahme des erweiterten Versorgungsauftrags. Vielerorts gibt es auch schon Zusammenschlüsse von in der Palliativtherapie ausgebildeten Medizinern, die ein Palliativnetz gegründet haben. Das stellt in der Regel eine 24-stündige Erreichbarkeit eines Palliativmediziners und die sofortige oder zeitnahe Beratung oder Therapie sicher.

Weitere Berufsgruppen oder Netzwerkpartner ergänzen im Bedarfsfall das Leistungsangebot. In komplexen Handlungsprozessen, in denen verschiedene Akteure tätig werden und in denen sich Schnittstellen finden, sollten klare und eindeutige Vorgaben bestehen, wie die Zusammenarbeit gestaltet wird.

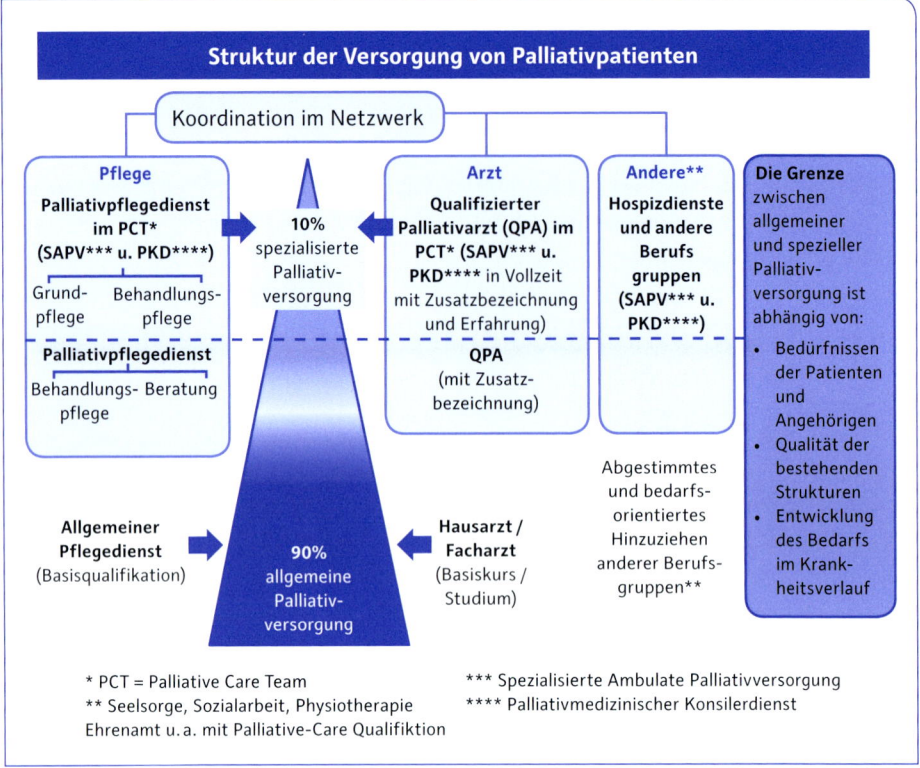

Abb. 7: Die derzeitigen Versorgungsstrukturen. © www.kppk.de, Klinik und Poliklinik für Palliativmedizin Köln (kppk).

Folgende Fragen sind in der Konzeptentwicklung und auch für den Abschluss von Kooperationsverträgen hilfreich

- Wer ist für welche Prozesse zuständig?
- Wer wird wann durch wen eingebunden (Indikationen, Vorgehen in Schnittstellen regeln)?
- Welche Voraussetzung gibt es für die Integration des entsprechenden Netzwerkpartners?
- Wer ist zuständig für die Netzwerkkoordination?

5.4.4   Beachtung der Wünsche und Ziele des Betroffenen

Hinsichtlich der Radikalen Orientierung am Sterbenden stehen seine Bedürfnisse, Wünsche, Vorstellungen und seine Entscheidungen im Vordergrund und müssen bei den Handlungen berücksichtigt werden. Wie dies geschehen soll, ist zu beschreiben.

Folgende Fragen sind in der Konzepterstellung wichtig

Sie gilt es zu beantworten, wenn der Bereich »Radikale Orientierung am Betroffenen« nicht konzeptionell geklärt ist.

- Wie und bei welchen Prozessen werden die Vorstellungen und Entscheidungen des Betroffenen beachtet?
- Wie erfolgt eine umfassende Beratung über bestehende Möglichkeiten der Hospiz- und Palliativversorgung, wenn diese nicht bereits über die Krankenkasse vorgenommen wurde?
- Bei welchen Entscheidungen wird der Betroffene befragt?
- Welche Hilfsmittel werden zur Analyse genutzt, wenn der Betroffene nicht mehr selbst aussagen kann (z. B. Patientenverfügung, Vorsorgevollmacht, Betreuungsvollmacht)?
- Wer ist zuständig für die Versorgungsplanung in der letzten Lebensphase? Welche Anforderungen und Inhalte sind zu klären?
- Welche Personen werden einbezogen, um die Erkenntnisse über den Willen des Betroffenen zu generieren (Angehörige, Mitarbeiter, Mitbewohner, andere)?

Weitere Fragen finden sich in Kap. 5.3.1, S. 54, unter der Radikalen Orientierung am Sterbenden.

5.4.5 Erstellung eines Versorgungs- und Handlungsplans

Bereits in der aktuell geforderten, gemeinsam zwischen Betroffenem, Arzt, ggf. Angehörigen, Mitarbeitern der Einrichtung erstellten Versorgungsplanung für die letzte Lebensphase sollten Entscheidungen zu den Vorstellungen des schwerkranken oder sterbenden Menschen für seine »letzte Zeit« schriftlich fixiert werden. In dieser Phase geht es darum, die Planung und Organisation aller Maßnahmen auf die spezifischen Ziele von Palliative Care auszurichten und solche zu unterlassen, die keinen Sinn oder keinen Benefit für den Betroffenen mehr haben.

»Auch andere regionale Betreuungs- und Versorgungsangebote sollten einbezogen werden, um die umfassende medizinische, pflegerische, hospizliche und seelsorgerliche Begleitung nach Maßgabe der individuellen Versorgungsplanung für die letzte Lebensphase sicherzustellen.« (HPG v. 01.12.2015, § 132 g Gesundheitliche Versorgungsplanung für die letzte Lebensphase: 2116).

Bei Betroffenen, die bereits länger in der Einrichtung gepflegt und betreut werden, wird nun die Planung überarbeitet und angepasst (Regeln hierzu finden sich im Kap. 5.5, S. 96 ff.).

Angehörige werden als zweite Zielgruppe eingeschätzt. Ihre spezifischen Bedarfe, die sie in ihrer möglichen mehrfachen Betroffenheit haben, werden erfasst und ihnen geeignete Maßnahmen angeboten (Informationen hierzu finden sich im Kap. 5.3.7, S. 77).

Zusätzlich wird jetzt der »Plan für alle Fälle« wichtig. Er beinhaltet Maßnahmen, die eingesetzt werden, wenn ein aktuell neuer oder verändert auftretender Bedarf, also neu auftretende oder sich verändernde Probleme, Symptome oder Beschwerden entstehen. Dieser Plan und die Bereitstellung einer Notfallbox werden in einigen Fällen nicht zum Einsatz kommen, weil die eingeschätzten erwarteten Probleme nicht entstehen oder der Betroffene vorher verstirbt. Dennoch ist er sehr wichtig, weil durch sein Vorhandensein und den damit verbundenen Einsatz der erforderlichen Medikamente, Hilfsmittel oder anderer Möglichkeiten eine Einweisung in ein Krankenhaus möglichst verhindert werden kann. Weiterhin sollte der Handlungsplan, der medizinische, pflegerische, soziale und spirituell-religiöse Handlungen beinhalten kann, immer wieder neu überprüft und ggf. angepasst werden. Hierzu sind im Bedarfsfall immer wieder neue Fallbesprechungen mit den verschiedenen Netzwerkpartnern durchzuführen (vgl. HPG v. 01.12.2015: 2116). Kooperationen mit anderen Netzwerkpartnern, die nun regelmäßig Leistungen erbringen wie z. B. mit dem SAPV-Team oder dem PKD, werden angegeben und geplant. Es ist erforderlich, dass das Gesamtpaket aller Leistungen erkennbar wird, um in der Evaluationsphase bei nicht erreichten Zielen auch ggf. vorhandene Schnittstellenprobleme zu erfassen und nachfolgend auszuschließen. In diesem Handlungsplan ist auch zu vermerken, bei welchen Problemen weiterhin eine Einweisung in ein Krankenhaus vorgenommen werden soll. Dies kann in einigen Fällen vonnöten sein, z. B. bei sogenannten vitalen Indikationen wie auftretender extremer Atemnot, einem Ileus oder bei der Fraktur eines großen Knochens. Wenn auch hier die Einweisung nicht erfolgen soll, müssen entsprechende Maßnahmen im Vorfeld besprochen und erforderliche Ressourcen bereitgestellt werden. Die Festlegungen im Konzept sollten bedingen, dass möglichst immer die bestmögliche Versorgung für den Betroffenen ermöglicht wird.

Entsprechend den Grundsätzen von Palliative Care werden alle Maßnahmen hinsichtlich ihrer Auswirkung und Bedeutung für den Betroffenen geprüft (Hilfestellungen zur Erstellung einer angemessenen Pflege- und Betreuungsplanung findet sich in der Arbeitshilfe 2, S. 126). Der Plan sollte alles beinhalten, was das Wohlbefinden des Betroffenen erhält oder wieder herstellt, ein gutes Sterben und einen guten Tod ermöglicht. Ferner sollte er alles verhindern, was zu einer Einschränkung führen würde. Neben dieser auf den Bereich des Wohlbefindens gerichteten Gewichtung bei Entscheidungen, hat auch das Selbstbestimmungsrecht des Betroffenen eine handlungsleitende Bedeutung.

Folgende Fragen sind in der Konzeptentwicklung hilfreich:

- Gibt es Regeln für die Erstellung einer Pflege- und Betreuungsplanung in dieser Situation, in der sich Bedürfnisse, Probleme und Ziele schnell ändern können? (Hier kann ggf. auf eine Verfahrensanweisung oder einen Standard verwiesen werden, in denen sich Angaben hierzu finden.)
- Gibt es eine Anamnese, in der die für diese Situation erforderlichen Kerninformationen erhoben wurden (z. B. Informationen über Vorlieben beim Einschlafen und Liegen, Lieblingsspeisen und -getränke, gewünschte Betreuungsperson)?
- Wie erfolgt eine spezifische Anpassung?
- Gibt es ein Dokument für die Versorgungsplanung am Lebensende?
- Welche Möglichkeiten werden genutzt, wenn der Betroffene bereits in einem fortgeschrittenen Sterbeprozess oder sogar moribund aufgenommen wird (z. B. weitgehendet Verzicht auf die Erstellung einer Pflegeprozessplanung. Sicherstellung von radikaler Orientierung und Symptommanagement, ansonsten wird der Pflege- und Betreuungsbericht wie eine Art Tagebuch genutzt)?
- Werden Protokolle, Assessments oder andere Erfassungsinstrumente genutzt wie immer oder folgt ihr Einsatz hier anderen Regeln (z. B. nur noch, wenn aus den gewonnenen Erkenntnissen eine Nutzungsmöglichkeit oder ein Benefit für den Betroffenen entstehen kann)?
- Werden die Handlungsschritte der Expertenstandards vom DNQP noch vollständig und routiniert umgesetzt oder nur dann, wenn der Betroffene durch diese noch einen Gewinn hat?[24]
- Wie erfolgen die Planung und Darstellung des Themas »Begleitung und Betreuung der Angehörigen«? Können ihre Anliegen, Probleme oder Bedürfnisse in einem Themenfeld aufgezeigt und dann ganz konkrete Maßnahmen geplant werden?
- Gibt es eine Möglichkeit, den Plan für alle Fälle zu erstellen, Bedarfsmaßnahmen mit dem Arzt zu besprechen und die Umsetzung dieses Plans dann zu dokumentieren, wenn die Situation eingetreten ist? Kann hierzu auf ein Dokument des Palliativmediziners zurückgegriffen und in die Planung integriert werden?
- Werden die Planungsteile der Einrichtung mit den Planungen externer Netzwerkpartner vernetzt? Finden z. B. eine Leistungsdokumentation und Einträge im Bericht durch die Mitarbeiter des SAPV-Teams in der einrichtungsinternen Dokumentation statt, oder führen diese ihre eigene Dokumentation? Werden Teamgespräche von den teilnehmenden externen Partnern unterzeichnet? Finden Planung und Dokumentation von Hausarzt und Palliativmediziner oder Schmerztherapeut auf einem Dokument statt?

---

[24] Fraglich ist z B., ob der Betroffene noch ein Interesse an der Reduzierung seiner Materialien zur Versorgung der Inkontinenz hat. Hier sollte er befragt werden, ob er mit der derzeitigen Situation zufrieden ist, ob er spezielle Bedürfnisse hat, die rechtfertigen würden, die Kontinenzsituation neu zu erheben und die Versorgungssituation zu überprüfen. Ist dies nicht der Fall, sollten keine aufwendigen und z.T. für den Betroffenen belastenden Miktionsprotokolle geführt werden. Eine entsprechende Begründung sollte in der Dokumentation vorgenommen werden.

- Gibt es Regeln und Kriterien, die bei der Dokumentation im Bericht eingehalten werden sollten? Sollen bevorzugte, perspektivische Blicke und Beschreibungsmuster eingehalten werden: z. B. Symptomfreiheit, Probleme, Bedürfnisse oder Ziele, Wirkung eingesetzter Maßnahmen, Aussagen des Betroffenen zu seinem Wohlbefinden, geäußerte Bedürfnisse und das folgende Handeln der Mitarbeiter der Einrichtung, Kooperation und Kommunikation im Netzwerk, Begleitung und Betreuung der Angehörigen, spirituelle und seelsorgerliche Begleitung und Betreuung?
- Wie und in welchen Intervallen finden Evaluationen statt? Gibt es eine retrospektive Evaluation nach dem Tod des Betroffenen (Suche nach der Best Practice)?
- Können auch Angehörige in die Dokumentation einbezogen werden? Wenn ja, wie soll dies erfolgen?

5.4.6   Einbindung von Hausarzt, Palliativmedizinern, anderen Ärzten und weiteren Partnern des Netzwerks

Ein Netzwerk besteht aus zunächst unabhängig voneinander bestehenden und handelnden Organisationseinheiten. In der Palliativsituation geht es darum, ein bestmögliches Gesamtangebot für den Betroffenen zu machen. Hierfür müssen dann die einzelnen Netzwerkpartner und Handlungsakteure zunächst eingebunden, dann koordiniert werden. Damit jeder einzelne Partner möglichst gut arbeiten kann, benötigt er Informationen, die seine Handlungen beeinflussen können. Umgekehrt muss er für den Gesamtprozess wichtige Informationen, die er in seiner Handlungsausführung gewinnen konnte, an die übrigen bzw. an bestimmte Netzwerkpartner weitergeben. So kann sichergestellt werden, dass Informationen nicht doppelt, unterschiedlich oder gar nicht an den Betroffenen gehen oder dass sinnvolle Maßnahmen unterbleiben, die erst bei einer Gesamtbewertung der Situation als erforderlich eingeschätzt werden.

Koordination der Netzwerkpartner

Nach der Prüfung der Ziele und der hieraus abzuleitenden Handlungsanforderungen werden nun die einzelnen Netzwerkpartner koordiniert. Im Konzept ist lediglich die Frage zu klären, wer die Koordination übernimmt und ob es regelhafte Kommunikationsprozesse gibt. Immer ist zu klären, ob der Betroffene die einzelnen Handlungen in der richtigen Reihenfolge erhält und ob diese im Rahmen interdependenter Auswirkungen negative Folgen haben können. Wiederkehrend ist auch zu prüfen, ob das weitere Einbeziehen zusätzlicher Netzwerkpartner die Situation des Betroffenen weiter verbessern könnte oder, im umgekehrten Fall, ob die Leistungen von Netzwerkpartnern abgesetzt werden sollten, weil der Betroffene von ihnen nichtmehr profitiert. Der geeignete Zeitpunkt für ein Angebot, die Reihenfolge sowie die Situation und die Kräfte des Betroffenen sind zu beachten.

Folgende Fragen sind in der Konzeptentwicklung hilfreich

- Wer gehört zu den Netzwerkpartnern im ärztlichen Bereich? Welche Ärzte mit welchen Qualifikationen können im Bedarfsfall ergänzend zur Hausarztversorgung hinzugezogen werden? Eine Liste mit den Kontaktdaten, Qualifikationen, Kontaktzeiten und möglichen Indikationen für eine Integration ist hier sinnvoll.
- Welche Ziele werden mit der geregelten Kooperation zwischen den ärztlichen Netzwerkpartnern angestrebt?
- Wann wird der Palliativmediziner einbezogen? Wie wird geprüft, ob die Voraussetzungen aktuell gegeben sind?
- Soll/Kann der Betroffene sofort in ein Palliativnetz eingeschrieben werden? Bedarf es hier bestimmter vorausgehender Handlungsschritte? Welche Voraussetzungen gibt es und wie werden diese geprüft?
- Wie wird die Versorgung (z. B. die Anordnung von. Medikamenten) zwischen den einzelnen behandelnden Ärzten aufgeteilt? Wer übernimmt etwa die Aufsicht über interaktive oder kumulative Auswirkungen bei einer Multimedikamentierung? (Weiteres siehe auch Kap. 5.3.3, S. 64.)
- Mit welchen Kooperationspartnern, z. B. Palliativmedizinern, findet im individuellen Fall eine regelhafte Zusammenarbeit statt oder sollte sie stattfinden?
- Gibt es Erfordernisse, Regeln oder Vorgaben? Sind diese im Kooperationsvertrag oder in einer Vereinbarung beschrieben oder bedarf es spezifischer Handlungen? In diesem Fall sollten sie beschrieben werden!
- Wer übernimmt die Koordination?
- Wer evaluiert die Einzelleistungen und wer die Gesamtangebote? Gibt es z. B. regelhafte wöchentliche Treffen der Netzwerkpartner, bei denen perspektivvergleichend eine Reflexion der Situation und eine gemeinsame Planung des weiteren Vorgehens stattfinden? Solche Fallanalysen sollten dann ganz konkret geplant werden (Anlass, Gesprächspartner, Indikationen, Ziele; Protokoll).

5.4.7 Neuausrichtung des geplanten Vorgehens bei Entstehung vitaler Indikationen

Treten vitale Indikationen auf, also lebensbedrohliche Komplikationen oder Veränderungen, die das Wohlbefinden des Betroffenen gravierend beeinträchtigen, muss der bisherige Handlungsplan überdacht und ggf. angepasst werden. Immer ist hier individuell zu prüfen, welche Auswirkungen das akute Ereignis auf den Betroffenen bzw. auf sein Wohlbefinden und auch auf seine potenziell verbleibende Überlebenszeit haben kann. Ein Ileus würde z. B. unbehandelt zu Koterbrechen führen, was ein unmenschlicher Zustand ist. Hier müssten frühzeitig alternative Maßnahmen wie eine entsprechende Schmerzbehandlung und die Ableitung von Magen- und Darmsekreten über eine saugende Magensonde geplant werden. Bei einer Fraktur, z. B. des Oberschenkels, könnten pflegerische Handlungen nur unter gravierenden Schmerzen durchgeführt werden. Ist der Sterbezustand schon weit fortgeschritten, würden hier ggf. eine potente Schmerztherapie oder, falls das nicht ausreichend wäre, eine terminale Sedierung in Frage kommen. Bleibt voraussichtlich noch eine längere Überlebenszeit, lässt sich eine Operation nicht immer umgehen.

Die PALMA-Patientenanweisungen (**P**atienten-**A**nweisungen für **l**ebenserhaltende **Ma**ßnahmen) könnten hier als eine wesentliche Ergänzung zur vorhandenen Patientenverfügung genutzt werden (s. Arbeitshilfe 9, S. 160 f.).

Folgende Fragen sind in der Konzeptentwicklung hilfreich

- Welche Situationen könnten als Notfallsituationen / vitale Indikationen auftreten, in denen eine Überprüfung des geplanten Vorgehens und ggf., in der Absprache mit dem Betroffenen und den behandelnden Ärzten, eine Anpassung der Versorgungsplanung/-handlung vorgenommen werden muss?
- Welche Behandlungsoptionen bestehen generell, und wie wird die Versorgungsplanung für die letzte Lebensphase in Entscheidungsprozess eingebunden bzw. beachtet?
- Was geschieht, wenn der Betroffene trotz eingehender Beratung über seinen Zustand, mögliche Behandlungsoptionen im Krankenhaus und über die Folgen einer Ablehnung nicht einwilligt und die Verlegung in ein Krankenhaus und in die dort mögliche Behandlung ablehnt?
- Wie wird weiter vorgegangen, wenn der Betroffene in das Krankenhaus eingewiesen wurde? Wird am nächsten oder übernächsten Tag nachgefragt, ob die Weiterversorgung dort zwingend erforderlich ist oder der Betroffene zurück verlegt werden kann? (Ein Ziel war es ja, dass er in seinem Zuhause, d. h. in der Pflegeeinrichtung, sterben kann.)

Eine entsprechende Begründung sollte in der Dokumentation vorgenommen werden. Wichtig im Notfall

Ein informiertes Rettungsteam hat immer den Auftrag zu retten, wenn es gerufen wird. Daher sollte im Rahmen einer Fallbesprechung und möglichst auch durch das Festlegen des angestrebten Handelns, z. B. in dem Ergänzungsblatt PALMA, potenziell auftretende Komplikationen in einer kognitiven Vorwegnahme durchgespielt werden. Das neue Hospiz- und Palliativgesetz vom 01.12.2015 regelt, dass eine Versorgungsplanung für die letzte Lebensphase und die Anforderungen an die konkrete Umsetzung festzulegen sind (vgl. Kap. 5.3.1, S. 57 u. 64): »Für mögliche Notfallsituationen soll die erforderliche Übergabe des Versicherten an relevante Rettungsdienste und Krankenhäuser vorbereitet werden.« (HPG v. 01.12.2015: 2216).

Auf diese Weise lassen sich bestmögliche Wege beschreiben. Liegt ein solcher schriftlicher Weg nicht vor, ist die Pflegefachkraft verpflichtet, einen Arzt zu rufen. Berufsrechtlich hat er allein die formale Qualifikation, die Feststellung für die Indikation zur Durchführung einer medizinischen Maßnahme oder zu ihrer Unterlassung zu treffen.

5.4.8   Maßnahmen für das Team

Insbesondere bei länger bestehenden Pflegesituationen bauen Pflegende ein Beziehungsverhältnis zum Betroffenen auf. Auch sie müssen als Trauernde gesehen werden. Ferner können Spannungen und Belastungen entstehen bei:

- belastenden Pflege- und Begleitprozessen,
- der Umsetzung einer terminalen Sedierung,
- der Ablehnung gegenüber lebensverlängernden oder -erhaltenden Maßnahmen durch den Betroffenen,
- unterschiedlichen Vorstellungen zu einem richtigen Vorgehen zwischen dem Betroffenen, den Angehörigen oder dem Betreuer,
- einem fehlenden Konsens im Team oder
- einer nicht gelingenden guten Sterbesituation.
- Einzelne oder alle Teammitglieder benötigen ggf. Unterstützung; sie gelten hier als ebenfalls Betroffene.

Folgende Fragen sind in der Konzeptentwicklung hilfreich

- In welcher Weise und in welchen Situationen können einzelne oder alle Teammitglieder signalisieren, dass sie einen Hilfebedarf haben? Wie geschieht dies?
- Welche Möglichkeiten einer helfenden Unterstützung werden innerhalb des Teams (z. B. Veränderung der Bezugspflegezuordnung) oder der Einrichtung angeboten? Welche konkreten Maßnahmen werden im vorliegenden Fall organisiert oder genutzt? Sollen etwa morgendliche »Blitzrunden« genutzt werden, um die aktuelle Situation und auch die eigene Belastung zu thematisieren?
- Wie wird die Verteilung der Bezugspflege vorgenommen?
- Gibt es externe Möglichkeiten wie Supervisionen, Möglichkeit des Gesprächs mit einem Seelsorger o. Ä., die genutzt werden können?
- Gibt es prophylaktische Maßnahmen, um die Entstehung von Belastungsspitzen zu vermeiden oder deren Gefahr zu reduzieren? Gibt es ein betriebliches Gesundheitsmanagement? Was kann im konkreten Fall genutzt werden?

5.4.9   Spezifische Prozesse im Qualitätsmanagement

Komplexe, sich schnell verändernde oder hinsichtlich der erreichten Wirkungen nicht zufriedenstellende Prozesse erfordern es ggf., dass sie im Rahmen einer Fallbesprechung oder Ethischen Fallbesprechung genau analysiert werden.

Ziele sind dabei u. a., dass eine komplexe Situation multiperspektivisch betrachtet wird. Außerdem werden Entscheidungen interprofessionell geprüft und erreichte oder nicht erreichte Ziele, neue Probleme oder veränderte Handlungsbedarfe zentriert überprüft. Dazu stehen verschiedene Verfahren wie Fallbesprechungen, Ethische Fallbesprechungen, Pflegevisiten, Teamsitzungen und regelmäßige Übergaben zur Verfügung (vgl. Kap. 5.3.5, S. 71).

5.4.10   Kontinuierliche Evaluation

Evaluation bedeutet »die sach- und fachgerechte Bewertung«.[25] Bewertet werden die Maßnahmen mit Blick auf das gesetzte Ziel. Hier stellt sich die Frage: Ist diese Handlung »Gold wert«?

Entsprechend dient die Evaluation der rekursiven, also fortlaufenden Überprüfung unter den Fragestellungen. (Retrospektive Evaluationsfragen für den Palliative-Care-Bereich finden sich in der Arbeitshilfe 7, S. 155 ff.)

Folgende Fragen sind in der Konzeptentwicklung hilfreich
- Welche Formen von Evaluation werden angewendet? Formative, also prozessbegleitende Evaluation oder nur summative (also zum Ende eines Prozesses), abschließende Evaluation? Gehört die Evaluation zu den alltäglichen Handlungen als Begleithandlung?
- Welche Ziele werden mit der jeweiligen Evaluation verfolgt? Was soll erreicht werden?
- Welche Prozesse werden evaluiert? Werden nur die Ergebnisse oder auch Beratungen (z. B. zur Versorgungsplanung am Lebensende) dokumentiert und Inhalte und Ergebnisse evaluiert? Werden Sterbeverläufe abschließend und rückblickend nach ihrem Abschluss, nach dem Tod des Betroffenen evaluiert?
- Wer ist zuständig oder eingebunden in der Evaluation (nur Pflegefachkräfte, Palliative-Care-Expertin, der Betroffene, Pflegehilfskräfte, Angehörige, Netzwerkpartner)?
- Wie werden die gewonnenen Ergebnisse der Evaluation weiter genutzt (PDCA-Zyklus)?

5.4.11   Kontinuierliche Integration der Angehörigen

Wie der Definition des Begriffs Palliative Care zu entnehmen ist, werden die Angehörigen und andere primäre Bezugspersonen als zweite Zielgruppe gesehen. Ihre Bedürfnisse, Anliegen und Unterstützungsbedarfe sind genauso zu erkennen und ihnen folgend geeignete Angebote zu offerieren. Wie in Kap. 5.3.7 (s. S. 77) beschrieben, sollte dabei auch eine mögliche Mehrfachbetroffenheit der Angehörigen geprüft werden.

---

[25] Vgl. Duden online, abgerufen am 21.07.2016.

Folgende Fragen sind in der Konzeptentwicklung hilfreich

- Wer gehört zur Bezugsgruppe der Angehörigen und primären Bezugspersonen?
- Welche Ziele werden mit einer Integration, Beratung und Betreuung der Angehörigen und Bezugspersonen verfolgt? Warum ist dieser Bereich der Einrichtung wichtig?
- Wie wird mit dem Betroffenen geklärt, wer im Bedarfsfall Informationen erhalten, wer bei welchen Handlungen einbezogen werden darf? Wo werden Absprachen dokumentiert (an die Schweigepflicht ist hier zu denken)?
- Wie wird der Prozess der Bedarfsanalyse gestaltet? Werden Angehörige nach ihren Problemen und Bedarfen systematisch befragt, oder wird innerhalb der Einrichtung erst dann reagiert, wenn ein Angehöriger selbst Handlungsbedarfe signalisiert?
- Wer ist zuständig? Wer ist verantwortlich für welche Teilprozesse?
- Wie finden Planung und Dokumentation von Bedarfen und Leistungen für die Angehörigen statt? Wo wird der Bereich »Probleme, Bedarfe, Begleitung und Betreuung der Angehörigen« dokumentiert?
- Welche Leistungen werden für Angehörige und andere primäre Bezugspersonen vorgehalten (z.B. Anleitung, Betreuung, Begleitung, Trauerbegleitung, Motivation, Versorgung mit Speisen und Getränken, Übernachtungsmöglichkeit)?
- In welche Handlungsbereiche können innerhalb der Einrichtung Angehörige einbezogen werden – oder durch diese übernommen werden?
- Wie verläuft der Prozess der Überprüfung vorhandener Kompetenzen bei diesen Personen und die daraus folgenden Anleitungen?
- Mit welchen Handlungen werden die Eignung der Leistung durch die Angehörigen und die Zufriedenheit des Betroffen damit evaluiert?
- Wo hat die Integration der Angehörigen Grenzen? Wann, in welchen Situationen oder unter welchen Bedingungen erfolgt eine Einschränkung der Leistungsübernahme durch die Angehörigen?

Für den Fall, dass im Konzept ein eigener Teil »Begleitung und Betreuung der Angehörigen/Angehörigenarbeit« besteht, kann an dieser Stelle auf weiterführende Informationen verzichtet und auf den entsprechenden Konzeptteil verwiesen werden.

5.4.12 Begleitung in der lebensbegleitenden Trauerarbeit

Die Begleitung eines trauernden Menschen beginnt nicht erst nach dem Tod. Alle Prozesse des schmerzhaften oder leidvollen Abschiednehmens setzen den Trauerprozess in Gang. Hier gilt es den Betroffenen eine angemessen Unterstützung anzubieten.

Im Managementprozess hat die Trauerbegleitung einen wichtigen Stellenwert. Alle Maßnahmen, die es dem Betroffenen ermöglichen, sein Leben zu bedenken, positive wie auch belastende Bereich zu reflektieren und sein Leben zum Ende möglichst anzunehmen, sind wichtig. Es gibt aber auch Sterbesituationen, in denen eine solche Annahme nicht gelingt, in der der Sterbende sich bis zuletzt auflehnt und trauert.

Neben dem Sterbenden selbst, werden die Angehörigen als Trauernde wahrgenommen. Ihre Bedarfe und Bedürfnisse sind zu prüfen. Sie erhalten ebenfalls Angebote, durch sie sie sich in ihrer Trauersituation wahrgenommen und möglichst gut begleitet und betreut fühlen (s. Kap. 5.3.6, S. 75 und Kap. 5.3.7, S. 77).Im konkreten Fall ist zu klären:
- Welche Hilfe benötigen der Betroffene und/oder der Angehörige?
- Was kann getan werden, damit beide die Zeit des Sterbens gemeinsam gut bestehen können?

5.4.13   Versorgung des Verstorbenen

Die Würde des Menschen endet nicht mit seinem Tod. Ist der Betroffene verstorben, findet eine letzte Versorgung statt. Er wird so gebettet oder im Abschiedsraum aufgebahrt, dass die Angehörigen Abschied von ihm nehmen können.

Im Konzept sollte geklärt werden, welche Versorgungshandlungen vorgenommen werden und wie der Umgang mit dem Verstorbenen gestaltet ist, bis er vom Beerdigungsunternehmen abgeholt wird.

Folgende Fragen sind in der Konzeptentwicklung hilfreich
- Zu welchem Zeitpunkt wird der Verstorbene ein letztes Mal versorgt? Besteht die Möglichkeit, dass er zunächst noch für eine festgelegte Zeit ruhig liegend im Bett verbleiben kann? Wie lange kann das Zimmer noch genutzt werden? Ab wann sind private Zuzahlungen erforderlich?
- Welche Ziele werden mit der letzten Versorgung angestrebt?
- Welche Rituale oder Versorgungsleistungen finden jetzt statt? (Um Menschen mit unterschiedlichen Glaubensrichtungen entsprechend ihrer Religion versorgen zu können, bedarf es der Kenntnisse zu den jeweiligen Ritualen. Gibt es hierzu Kenntnisse oder Unterlagen in der Einrichtung?)
- Wird es den Angehörigen angeboten, gemeinsam mit der Pflegefachkraft/Pflegekraft die letzte Versorgung durchzuführen?
- Wird der Verstorbene auf Wunsch mit privater Wäsche bekleidet oder wird diese dem Beerdigungsunternehmen mitgegeben?
- Haben andere Bewohner die Möglichkeit, sich vom Verstorbenen zu verabschieden? Gibt es Abschiedsrituale wie z. B. ein gemeinsames Gebet, eine Aussegnung?
- Gibt es Vereinbarungen mit den Beerdigungsunternehmen, dass der Verstorbene nur im Sarg und nicht im Leichensack abgeholt wird?

- Wird der Verstorbene durch einen Mitarbeiter hinausbegleitet, wenn das Bestattungsunternehmen ihn abholt? Geht dieser z. B. hinter dem Sarg her bis zur Eingangs-/Ausgangstüre der Einrichtung? Begleitet er den Verstorbenen sozusagen aus der Einrichtung hinaus?

Sollte es im Qualitätsmanagementhandbuch einen eigenen Standard oder eine Verfahrensanweisung zum Thema »Versorgung von Verstorbenen« geben, wird an dieser Stelle darauf verwiesen.

5.4.14 Retrospektive Evaluation des Sterbeverlaufs

Um auf Dauer, also auch in Zukunft, die Versorgungsangebote für Palliative Care weiter zu optimieren und somit die Chance auf ein »gutes Sterben« und »einen »guten Tod« für den einzelnen Menschen zu erhöhen, ist es wichtig, das Endergebnis des Managementprozesses zu evaluieren. Erst nach dem Tod eines Menschen lässt es sich erkennen, ob das Ergebnis des Managementprozesses als zufriedenstellend einzuschätzen ist.

Die retrospektive Evaluation des Sterbeverlaufs stellt eine letzte, rückblickende Bewertung des Sterbeverlaufs nach dem Tod dar. Hierdurch sollen Erkenntnisse über gute Sterbeverläufe und deren auslösende Bedingungen sowie auch über nicht gelungene Sterbeverläufe und den Faktoren führen, die zu einer unzureichenden Qualität geführt haben. Auswertungen auf der Metaebene helfen so bei der Suche nach der Best Practice.

Ein solches zyklisches und prozessbeendendes Evaluieren würde zudem auch als letzte Phase des PDCA-Zyklus angesehen werden.

Folgende Fragen sind in der Konzeptentwicklung hilfreich
- Werden in der Einrichtung retrospektive Evaluationen von Sterbeverläufen durchgeführt?
- Welche Ziele werden mit der retrospektiven Evaluation in der Einrichtung verfolgt? Welcher Erkenntnisgewinn wird angestrebt?
- Wie findet eine solche Evaluation statt? Welche Evaluationsfragen oder perspektivische Blickwinkel sind hierbei erkenntnisleitend? Erfolgt die Reflexion personengebunden und frei, oder werden Instrumente wie z. B. eine Checkliste eingesetzt?
- Gibt es eine formative Nutzung der gewonnenen Erkenntnisse? Hierbei werden die Erkenntnisse für die Steuerung der kommenden Sterbeprozesse bei anderen Menschen genutzt.
- Gibt es eine zyklische Auswertung, z. B. einmal jährlich?

- Erhalten die Mitarbeiter eine Rückmeldung zu den Ergebnissen, wenn sie bei der Evaluation nicht einbezogen sind? Können die Mitarbeiter direkt daran beteiligt werden, um die Auswirkungen ihres eigenen Handelns zu erkennen?
- Werden Angehörige einige Zeit nach dem Tod des Betroffenen hinsichtlich ihrer Erfahrungen und Bewertungen in der Einrichtung befragt?
- Findet sich im Qualitätsmanagement-Handbuch oder im Konzept zur Umsetzung von Palliative Care ein eigener Teil zur spezifischen Evaluation nach dem Tod, kann an dieser Stelle darauf verwiesen werden.

5.5   Spezifika einer Pflege- und Betreuungsplanung in der Palliativsituation

Grundsätzlich gelten alle Ziele und Regeln, die ansonsten mit einer schriftlichen Handlungsplanung verfolgt werden, auch zur Erstellung einer palliativen Pflege- und Betreuungsplanung. Aufgrund der spezifischen Lebensendsituation des Betroffenen und auch seiner Angehörigen und im Hinblick auf die hierauf ausgerichteten Kernmerkmale lassen sich aber auch besondere Anforderungen erkennen. Sie werden im Folgenden genauer erläutert.

5.5.1   Anforderungen im Bereich der Planung

Die Planung ist vor allem darauf ausgerichtet, dass der Betroffene bis zum Schluss so gut lebt wie es eben geht und dann schließlich in Würde, weitgehender Selbstbestimmung und möglichst frei von Symptomen, die sein Wohnbefinden einschränken, sterben kann. Hierbei rücken die folgenden Blickwinkel (die wurden in den vorausgehenden Kapiteln ausführlich erläutert und werden daher hier nur kurz erwähnt) in den Vordergrund:

1. **Radikale Orientierung am Sterbenden:** Jedes Handeln orientiert sich am Betroffenen. Die Prioritäten der Bedürfnisse ändern sich in den letzten Tagen und Stunden oft schnell. So verlieren die Bedürfnisse des Betroffenen in den Bereichen »Essen und Trinken«, »Teilhabe an Aktivitäten zur Beschäftigung«, »Mobilität« und »Körperpflege« oft an Bedeutung. Der Sterbende zieht sich zurück und möchte ggf. seine Ruhe haben. Die Möglichkeiten, ohne beschwerende Symptome leben zu können, Abschied zu nehmen, Frieden zu finden, als Mensch wahrgenommen zu sein, sich nicht vergessen zu fühlen, werden jetzt wichtiger. Die veränderten und sich verändernden Bedürfnisse sind zu beachten. Die Planung ist immer wieder neu an der aktuellen Situation auszurichten (vgl. Kap. 5.3.1, S. 54).
2. **Symptommanagement:** Erfüllte Bedürfnisse, die das Wohlbefinden in dieser Situation ausmachen, oder unerfüllte bzw. eingeschränkte Bereiche, Symptome oder Probleme des Betroffenen werden besonders beachtet. Sie haben Priorität bei

der Entscheidung der Frage, welche Handlungen geeignet oder notwendig sind oder nun in den Hintergrund rücken. Ein geregeltes Symptommanagement sollte geplant und organisiert durchgeführt sowie formativ evaluiert werden. Hierzu sind auch Maßnahmen der Krankenbeobachtung für vorhandene und potenzielle, also zu erwartende, Symptome und Probleme sowie regelhaft durchgeführte Kommunikations- und Kooperationshandlungen mit anderen Mitgliedern des Teams und des Netzwerks zu planen. Immer sind die Fragen zu stellen, welche Symptome bei diesem Menschen »mit diesen Erkrankungen«, »in diesem Alter«, »in dieser spezifischen Situation« auftreten können. In der Planung ist auch der Plan für alle Fälle zu beachten (vgl. Kap. 5.3.2, S. 59).

3. **Netzwerkarbeit und Interdisziplinarität:** Häufig werden jetzt verschiedene Handlungsakteure innerhalb der Einrichtung und von externen Organisationen tätig, damit die Bedürfnisse möglichst gut erfüllt und die Symptome gelindert werden. Je mehr Menschen in diesem Arbeitsbündnis zusammenwirken sollen, umso mehr müssen die einzelnen Ziele abgestimmt und die Handlungen koordiniert werden. Prozesse des Austauschs sind hier erforderlich. Die Ziele und Aktivitäten aller Handlungsakteure sollten sich in der Planung abbilden, die Evaluationen einzelner Maßnahmen sich auf den gesamten Plan beziehen.[26] Handlungen, die eine gezielte Kommunikation und Koordination darstellen, sind zu planen und mit den Handlungsakteuren abzusprechen. Folgend werden die Beratungsinhalte sowie die Entscheidungen beschrieben. Auf diese Weise lässt sich der Prozess nachvollziehen. Hierzu zählen z. B. geregelte Visiten, Telefonkontakte, Team- oder Fallbesprechungen (vgl. Kap. 5.3.3, S. 64).

4. **Qualitätsentwicklung und Evaluation:** Die geregelte Evaluation der Wirkung aller Maßnahmen sowie die Bewertung des gesamten Prozessverlaufs erfordert es, systematisch auch Maßnahmen zu Qualitätsentwicklung und Bewertung durchzuführen. Dabei sollten im Handlungsplan konkrete Angaben zur Art der Qualitätskontrolle, zum Intervall und ggf. im Plan für alle Fälle zur Art des Handelns beim Auftreten potenzieller Probleme gemacht werden. Veränderungen dieser Planung werden dann vorgenommen, wenn mit geplanten und durchgeführten Handlungen die angestrebten Ziele nicht mehr erreicht werden können oder sich die Bedürfnis-, Problem- oder Anforderungssituation verändert. Evaluationen der Prozessplanung und regelhafte Fallbesprechungen sind die häufigsten vorgeplanten Strategien zur Qualitätskontrolle. Bezogen auf einzelne Phänomene kommt ggf. der Einsatz von Assessments oder Protokollen hinzu. Wenn aufgrund der Palliativsituation eine Kontrolle für einen bestimmten Bereich nicht mehr sinnvoll erscheint und hier auch die Folgen toleriert werden, sollte die Begründung der Unterlassung einer solchen Erfassung schriftlich aufgenommen werde (wenn z. B. keine Dokumentation der Trinkmenge bei erkennbar zu geringer Flüssigkeitszufuhr erfolgt). Die Begründung

---

[26] Handlungen zum Konzeptbereich »Abbau der Hierarchie« werden nicht geplant. Hier handelt es sich eher um eine Aussage zur Philosophie des Palliative-Care-Konzepts sowie zu einer generellen Vorgehensweise.

der Unterlassung erfolgt in der Planung bzw. in der Dokumentation (vgl. Arbeitshilfe 4, S. 141 ff.). In spezifischen oder komplexen Situationen und Problemlagen sind vor allem Fallanalysen und Ethische Fallbesprechungen zur Klärung geeignet (vgl. Kap. 5.3.5, S. 71 und Arbeitshilfe 6, S. 151 ff.).

5. **Trauerarbeit:** Trauer ist ein Phänomen, das für den Sterbenden wie auch für den Angehörigen in dieser letzten Lebensphase an Bedeutung gewinnt. Beide Betroffene sollten jetzt geeignete Angebote erhalten, damit ein möglichst gelingender Lebensabschluss gelingen kann. Treten Probleme oder Bedürfnisse in diesem Bereich regelmäßig auf, sollten sie in der Planung benannt und geeignete Maßnahmen geplant und angeboten werden. Auch hier schließt die Prozessplanung erst mit einer Evaluation der Zielerreichung ab. Handlungen interner oder externer Netzwerkpartner sind als Ressource ebenfalls darzustellen, damit das Gesamtangebot erkennbar ist (vgl. Kap. 5.3.6, S. 75).

6. **Angehörigenarbeit:** Angehörige sind in dieser Abschiedssituation ebenfalls Betroffene. Sie können sich ggf. nicht ohne weiteres auf die Situation einlassen, unterstützen den Sterbenden durch konkrete Maßnahmen und trauern vielleicht um den drohenden Verlust des Menschen oder um ungelebtes Leben. Hier benötigen sie oft ein hohes Maß an Unterstützung und Begleitung, um diese Situation aushalten zu können. Regelhaft oder wiederholt auftretende Probleme oder Handlungsbedarfe der Angehörigen werden in die Planung aufgenommen, Unterstützungshandlungen im Maßnahmenplan benannt. Die WHO benennt die Angehörigen ja als zweite Zielgruppe, auf die die spezifische Palliative Care ausgerichtet ist (vgl. Kap. 5.3.7, S. 77).

Spezifische Blickwinkel in der Prozessplanung

Neben den thematischen Schwerpunkten, die sich in der Prozessplanung finden, sollten auch die sich verändernden Perspektiven berücksichtigt werden.

Die Selbsteinschätzung des Betroffenen gewinnt an Bedeutung

Der schwerkranke oder sterbende Mensch gilt als der Experte seines eigenen Lebens. Er alleine kann feststellen, welche Maßnahmen für sein Wohlbefinden und seine Lebenssicherheit förderlich sind und welche eher belasten oder erschweren.

Zur Klärung und Beschreibung von Bedürfnissen, Problemen, Ängsten und auch in der Bewertung, ob die angebotenen oder durchgeführten Maßnahmen für ihn sinnvoll und gut sind, werden vor allem seine eigenen Einschätzungen erhoben und in Planung und Dokumentation beschrieben. Die Beschreibung erfolgt im O-Ton (Originalton) bzw. in Darstellung als wörtliche Rede. Die Angehörigen werden ergänzend als Informationsträger zweiter Ordnung integriert. Dabei muss jedoch immer geprüft werden, ob ihre Perspektiven und ihre Aussagen mit denen des Betroffenen mutmaßlich übereinstimmen. Ihre Aussage wird in der Planung z. B. durch ein angefügtes (A) für Angehöriger gekennzeichnet. Denn Selbst- und Fremdeinschätzung können aufgrund der verschiedenen Blickwinkel durchaus unterschiedlich sein. Einschätzungen im Rahmen der pflegefachlichen Expertise werden aufgezeigt.

Die Prinzipien von Demokratie und Partizipation werden in einem gemeinsamen Aushandlungsprozess gelebt

Noch deutlicher als bisher gilt es, den Betroffenen und ggf. seinen Angehörigen einzubeziehen. Situationen werden perspektivvergleichend eingeschätzt, Entscheidungen zum Handeln gemeinsam getroffen. Die Entscheidungen des Sterbenden haben die oberste Priorität. Diese Selbstbestimmung ist jedoch nicht so zu verstehen, dass sie, ohne die unterschiedlichen zur Verfügung stehenden Handlungsmöglichkeiten und ihre jeweiligen Vor- und Nachteile abzuwägen, autonom erfolgt. Eine intensive Beratung hat immer zu erfolgen. Aber der Betroffene ist das Intentionalitäts- und Entscheidungszentrum, er bestimmt nach eingehender Beratung den Weg.

Alle an der Pflege, Betreuung und Versorgung beteiligten Personen schätzen die Situation aufgrund ihrer professionellen Expertise ein, bieten geeignete Maßnahmen an, beraten über Zusammenhänge und ggf. über Alternativen. Die angebotenen Handlungen sind jedoch immer als eine Art Dienstleistungsangebot zu verstehen, die der Betroffene annehmen oder ablehnen kann. Das weitere Vorgehen sowie der Aushandlungsprozess werden dokumentiert. Bei einer Ablehnung sollte immer die Ursache analysiert, diese möglichst ausgeschlossen und die Aussage des Betroffenen dokumentiert werden.

Bei Menschen, die aufgrund kognitiver Einbußen nicht mehr in der Lage sind, konkret und zielgerichtet Fragen zu beantworten, erfolgt die Klärung anhand von Beobachtungen (vgl. auch BMG. Charta der Rechte hilfe- und pflegebedürftiger Menschen, 2015: 9). Typische Formen von Abwehrverhalten werden zunächst so gedeutet, dass der Betroffene die angebotene Maßnahme nicht zulassen möchte. In jedem Fall werden bei Ablehnung Alternativangebote unterbreitet oder die Maßnahme zu einem späteren Zeitpunkt erneut angeboten.

Bei Maßnahmen, die aus professioneller Sicht notwendig sind, um weitere die Lebensqualität einschränkende Symptome zu verhindern, wird eine Beratung angeboten. In letzter Konsequenz entscheidet der Betroffene.

Die Verschränkung verschiedener Perspektiven erweitert den Blickwinkel und die Erkenntnis

Bei der Planung sollten die Sichtweisen verschiedener Berufsgruppen wie z. B. von Pflegenden, sozial Betreuenden und behandelndem Arzt erhoben und in einem Gespräch gegenübergestellt werden. Es gilt, den Betroffenen in verschiedenen Situationen zu thematisieren und so die eigenen »blinden Flecken« in der Wahrnehmung zu überwinden. Gemeinsam lassen sich Probleme umfassender erkennen und geeignete Maßnahmen finden. Dabei sollten die Diskussionen nicht in konkurrierender Haltung geführt werden: Es ist nicht das Ziel, zu beweisen, wer mehr Recht hat, sondern die verschiedenen und teilweise vielfältigen Sichtweisen als je eigene Wirklichkeit zu verstehen. So können in der Pflege- und Betreuungsplanung durchaus die Einschätzungen unterschiedlicher Personen oder Berufsgruppen untereinander gelistet sein. Fallbesprechungen eignen sich in besonderer Weise, um gemeinsam mit allen Beteiligten eine Situation zu analysieren und nach einer guten Lösung zu suchen.

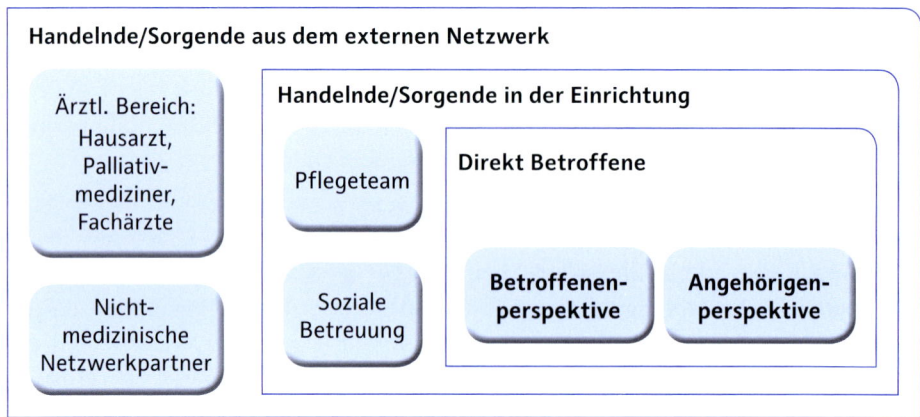

Abb. 8: Die verschiedenen Perspektiven in der Vernetzung.

Neuausrichtung von Zielen und Maßnahmen im Rahmen der Evaluation

Entsprechend den Grundsätzen von Palliative Care, werden alle Maßnahmen hinsichtlich ihrer Auswirkung und Bedeutung für den Betroffenen geprüft. Maßnahmen, die keinen Benefit mehr bringen, werden abgesetzt, reduziert oder in einer angepassten Form angewendet. Solche, die wirksam zum Erhalt oder zur Wiederherstellung eines möglichst weitgehenden Wohlbefindens beitragen, werden angeboten und bei Einwilligung durch den Betroffenen durchgeführt. Neben dieser auf den Bereich des Wohlbefindens gerichteten Gewichtung hat auch das Selbstbestimmungsrecht des Betroffenen im Aushandlungsprozess eine handlungsleitende Bedeutung.

Die Interdependenz von Körper, Geist und Seele wird beachtet. Angebote richten sich nicht nur auf körperliche, sondern auch auf psychosoziale und spirituell-religiöse Bedürfnisse. Hierbei werden biografisch geprägte Vorlieben, Abneigungen, Gewohnheiten und Rituale beachtet. Verändern sich diese im Sterbeverlauf, weil nun neue Erfahrungen gemacht werden, wird der Handlungsplan an die neue Bedürfnissituation angepasst.

Nonverbale Anzeichen von Einwilligung oder Ablehnung werden intensiv beobachtet und anerkannt

In einigen Fällen ist die Möglichkeit des Betroffenen, sich verbal für oder gegen eine Maßnahme auszusprechen, so stark eingeschränkt, dass nun seine nonverbalen Anzeichen stärker beobachtet werden müssen. Dieses kann z. B. im Rahmen einer hochdosierten Schmerztherapie, beim Einsatz von Psychopharmaka oder im Rahmen einer terminalen Sedierung erforderlich werden. Mimik, Gestik, Abwehrbewegungen, Stöhnen oder sonstige Reaktionen des Betroffenen werden intensiv beobachtet. Der Beobachtende sollte sich bewusst sein, dass bei allen Beobachtungen Interpretationen entstehen. Aus diesem Grund stellt die Befragung – wenn möglich – die beste Methode der Willensäußerung dar.

In Fällen, in denen der Betroffene willentlich auch keine nonverbalen Signale mehr aussenden kann, können Erkenntnisse über positive oder negative Auswirkungen einer Handlung oftmals nur noch über die Anzeichen des vegetativen Nervensystems gewonnen werden: Puls, Blutdruck, Schwitzen (kleinperlig und kalt), beschleunigte ggf. oberflächliche Atmung treten bei Stress auf. Dann sollte die Maßnahme möglicherweise abgebrochen oder geändert werden. Diese Anzeichen können allerdings auch fehlinterpretiert werden, da auch positiv empfundener Stress derartige Symptome verursachen kann.

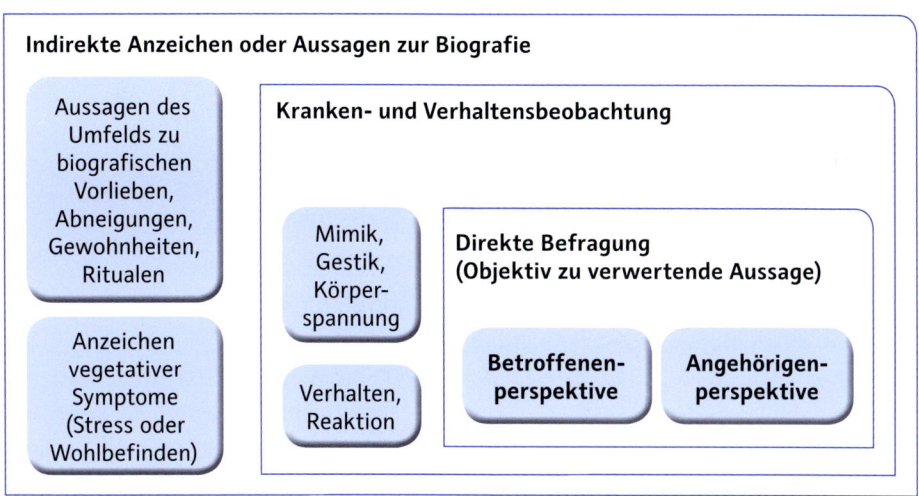

Abb. 9: Verschiedene Informationsquellen für die Entwicklung von Perspektiven.

Ein Plan ist ein Plan – oftmals sind aber auch Ad-hoc-Entscheidungen notwendig

In der Sterbesituation verändern sich die Problem- und Bedürfnissituationen häufig in kurzen Zeiträumen und nicht selten gravierend. Die Möglichkeit, einen langfristigen Plan zu erstellen und umzusetzen, ist daher oft eingeschränkt. Probleme, auf das Wohlbefinden ausgerichtete Kernbedürfnisse und ein geregeltes Symptommanagement werden hier zum erforderlichen Teil der Berichterstattung. Das Berichtsblatt kann zu einer Art Tagebuch werden, in dem bei jedem Pflegekontakt oder in individuellen Intervallen die aktuelle Situation (Probleme, Bedürfnisse, Ziele des Betroffenen) beschrieben wird. Ferner wird die angebotene und angewendete Handlung einschließlich ihrer Wirkung dokumentiert. Eine Begründung für diese stark reduzierte Planung sollte ebenfalls vermerkt sein.

Der »Plan für alle Fälle«

Aufgrund von Erfahrungen lässt sich die potenzielle Entwicklung spezifischer Probleme mit dem fortschreitenden Sterben vorhersehen. Damit sie nicht, wie in der Vergangenheit häufig zu beobachten war, zu einer Einweisung ins Krankenhaus führt, sondern effektiv auch in der Einrichtung behandelt wird, ist frühzeitig der »Plan für alle Fälle« gemeinsam mit dem Arzt/Palliativmediziner zu erstellen (vgl. Kap. 5.3.2, S. 64). Die erforderlichen Medikamente sind als Bedarfsmedikamente in einer Notfallbox mit Bedarfsplan bereitzustellen. Treten die erwarteten Symptome oder Probleme ein, kann die Therapie umgehend umgesetzt werden, was die Einweisung in ein Krankenhaus ggf. verhindert. Der Betroffene kann so in seinem gewohnten Umfeld verbleiben und in Frieden sterben.

Ein solcher Bedarfsplan erhält auch Anweisungen für die mögliche Unterlassung von Maßnahmen in bestimmten Situationen, z. B.

- von Gewichtskontrollen,
- eine Medikamentenverabreichung nur unter der Voraussetzung, dass der Betroffene zustimmt,
- Flüssigkeitszufuhr nur unter der Voraussetzung, dass der Betroffene sie annimmt und keine Maßnahmen der künstlichen Flüssigkeitszufuhr (z. B. s. c. per Infusion) bei Unterschreiten einer berechneten Mindestzufuhr.

Evaluationen gewinnen an Bedeutung

Aufgrund der schnellen Veränderungen von Problemen und Bedürfnissen sind möglicherweise auch vorgeplante Maßnahmen langfristig nicht ausreichend wirkungsvoll, nicht mehr geeignet oder vom Betroffenen nicht mehr gewünscht.

Bei jedem Pflegekontakt und während jeder Pflegehandlung sollte daher der evaluierende Blick auf der Zielerreichung liegen: Wohlbefinden, das Frei-Sein von belastenden, die Lebensqualität einschränkenden Symptomen, das Sich-angenommen-Fühlen als Mensch und die Zufriedenheit des Betroffenen. Bei aktuell auftretenden Veränderungen und nicht erreichten Zielen sollte dann umgehend die Eignung des Handlungsplans geprüft und dieser eventuell angepasst werden. Mit Team-/Fallbesprechungen, bei denen möglichst auch der Betroffene und sein Angehöriger als aktiv Beteiligte eingebunden sind, wird dann auch die interagierende Wirkung der Maßnahmen der Netzwerkpartner untereinander und die Zufriedenheit des Betroffenen mit der Gesamtsituation evaluiert. Das ist ggf. zu organisieren.

Folgende Fragen sind hier hilfreich
- Welche Ziele werden mit der Handlungsplanung in der Palliativsituation angestrebt?
- Welche Phänomene konnten durch eine Prophylaxe erfolgreich verhindert, behoben oder gelindert werden (z. B. Schmerz, Übelkeit, Obstipation, Dyspnoe, Angst)? Ist eine weitgehende Lebensqualität und das Frei-Sein von belastenden Symptomen erreicht? Sind der Betroffene und/oder seine Angehörigen zufrieden mit der Situation?
- Welche Kernhandlungen sind erforderlich, die weiterhin beachtet werden sollten? Auf welche Bereiche sollten die Beobachtungen der handelnden Mitarbeiter besonders ausgerichtet werden? Wie wird das Ziel der Radikalen Orientierung beachtet und in Planung und Dokumentation abgebildet?
- Gibt es eine konkrete Vereinbarung, die in der Kooperation mit ggf. erforderlich werdenden Maßnahmen durch Rettungsdienste, Krankenhäuser, behandelnde Ärzte und der Einrichtung zum Umgang mit einer vorliegenden Patientenverfügung oder Versorgungsplanung für die letzte Lebensphase und bei auftretenden Notsituationen gilt? Betrifft sie die aktuellen oder sich weiterhin entwickelnde Situationen. Sind die Regelungen als ausreichend anzusehen?
- Gibt es einen generalisierten »Plan für alle Fälle«? Sind alle erkennbaren potenziell auftretenden Symptome beachtet und sind entsprechende Bedarfsmaßnahmen geplant? Ist der Plan ausreichend oder bedarf er einer Erweiterung? Sind schon Maßnahmen aus diesem Plan zum Einsatz gekommen? Sollte eine Bedarfsmaßnahme zu einer Dauermaßnahme verändert werden?
- Sind die geplante, systematisch organisierte Kommunikation und Interaktion mit Netzwerkpartnern (z. B. regelmäßige Visiten) ausreichend?
- Benötigen der Betroffene und/oder seine Angehörigen erneute oder weitergehende Beratungen?
- Können durch weitere Maßnahmen die Versorgungsqualität und die erreichten Ergebnisse beim Betroffenen, seinen Angehörigen und allen an der Therapie, Versorgung, Pflege und Betreuung beteiligten Menschen verbessert werden?

5.5.2   Anforderungen an die Dokumentation

Die über die ansonsten mit der Dokumentation verfolgten **Ziele** gehen in der Palliativsituation in folgenden Bereichen hinaus:
- Der Betroffene und/oder seine Angehörigen werden intensiver beachtet. Ihre Einschätzungen und Aussagen sind darzustellen, damit eine Ausrichtung auf ihre Bedürfnisse und Entscheidungen nachvollziehbar wird.

- Die aktuellen wie auch die sich entwickelnden Problem- und Bedürfnissituationen von Betroffenem und Angehörigen und ihre Bewertungen der Maßnahmen sind möglichst schnell erkennbar, sodass schnell erkannt werden kann, ob das derzeitige Vorgehen zielführend ist oder eine Anpassung erforderlich ist.
- Zusammenhänge zwischen verursachenden Bedingungen, Problemen und der nachfolgenden Wirkung können erkannt werden. Da die Behebung einer vorhandenen Ursache immer der bestmögliche und effektivste Weg ist, steigt die Chance eine effektive Problemlösung zu erzielen.
- Ursachen, die bei einem Betroffenen zur Ablehnung der Maßnahme führen, sind erkannt. Ggf. kann durch die Veränderung des Handlungsangebots seine Einwilligung erreicht werden.
- Wenn ansonsten erforderliche Handlungen nicht durchgeführt werden, also eine Unterlassung vorliegt, ist die Begründung auch später noch erkennbar. Der Vorwurf der Fahrlässigkeit kann entkräftet werden (vgl. Arbeitshilfe 4, S. 141 ff.).
- Das Zusammenwirken der Netzwerkpartner ist erkennbar.
- Die Gesamtwirkung aller Maßnahmen ist erkennbar. Ggf. lässt es sich so ableiten, dass einzelne Handlungen in einer anderen Form, einem anderen Umfang, zu einer anderen Zeit oder durch eine andere Person durchgeführt werden sollten oder dass zunächst eine andere Maßnahme ihrer Anwendung vorangestellt werden muss (z. B. die Verabreichung von Schmerzmitteln vor der Körperpflege oder einem Verbandswechsel).
- Die Best Practice kann erkannt werden. So können gute Sterbeverläufe und die ihnen zugrunde liegenden Bedingungen analysiert und die gewonnenen Erkenntnisse für folgende, zukünftige Sterbende genutzt werden. Gleiche Analysen werden auch bei nicht guten oder nicht zufriedenstellenden Sterbeverläufen vorgenommen, um nachfolgend Bedingungen zu verändern oder zu beheben, die als ungünstig eingeschätzt werden.

Beobachtungs-, Evaluations- und Beschreibungsbereiche in der Dokumentation

Die gezielte Beobachtung der Bedürfnisse des Betroffenen und der seiner Angehörigen ist eine wichtige Aufgabe. Nur so lassen sich erste Anzeichen auftretender Probleme, Entwicklungen, Wirkungen und Nebenwirkungen von Maßnahmen, Rahmenbedingungen, die einen Einfluss auf das Gesamtgeschehen haben, erkennen. Es gilt sich bedingende und beeinflussende Faktoren zu identifizieren, die bei der Handlungsorganisation beachtet werden müssen.

Grundsätzlich gelten auch hier die ansonsten üblichen Empfehlungen zur Beobachtung und zur Dokumentation. Das besondere Augenmerk wird auf folgende Bereiche gelegt.

Bedürfnissituation des Betroffenen

Selbsteinschätzung durch den Betroffenen: Was sind seine Ziele? Welche Maßnahmen findet er wichtig? Welche lehnt er ab? In welcher Weise, wann und wie benötigt er nach eigener Einschätzung eine Unterstützung durch die Mitarbeiter der Einrichtung oder des Netzwerks? Wie fühlt er sich aktuell? Wie entwickelt sich seine Situation? Seine Selbsteinschätzung ist zu erfragen oder, falls keine ausreichende Kommunikationsfähigkeit vorliegt, zu beobachten. Die Dokumentation erfolgt im O-Ton (etwa in wörtlicher Rede des Betroffenen).

Einschätzung und Entscheidungen im Rahmen der pflegerischen Expertise: Welche pflegefachliche Einschätzung gibt es zu den Bedürfnissen und Zielen des Betroffenen? Stehen diese in einem Wiederspruch zu denen, die der Betroffene selbst vornimmt? Wurden geplante oder empfohlene bzw. geforderte Maßnahmen unterlassen? Welche Gründe waren verantwortlich? Konnte bei Ablehnung durch den Betroffenen eine Ursache festgestellt und ggf. behoben werden? Wurden Alternativen oder Kompromisse angeboten? Welche Wirkung zeigte sich: Konnte ein Problem gelöst oder ein Bedürfnis erfüllt werden? Verändern sich die Bedürfnisse des Betroffenen?

Symptomsituation

Welche Symptome stehen aktuell im Vordergrund und belasten den Betroffenen? Welche Maßnahmen werden angeboten bzw. durchgeführt und welche Wirkungen zeigen diese? Welche Zusammenhänge zwischen verursachenden, verstärkenden und lindernden bzw. behebenden Faktoren und einem Problem oder Symptom lassen sich erkennen? Die Zusammenhänge sind hier zu beobachten und zu beschreiben. Welche Auswirkungen haben die Symptome auf die Aktivitäten des täglichen Lebens? Fühlt sich der Betroffene hierdurch beeinträchtigt? Wie entwickeln sich die verschiedenen Symptome im Verlauf? Gibt es Symptome, die sich wechselseitig bedingen, verstärken oder verändern? Welches Symptom hat dann im Abwägungsprozess für den Betroffenen die höhere Priorität? Welche Wirkungen und Nebenwirkungen haben die verschiedenen Maßnahmen auf die Symptome? Überwiegen die Nebenwirkungen in ihrer subjektiven Belastung für den Betroffenen? Welche Entscheidungen werden getroffen?

Netzwerkarbeit und Interdisziplinarität

Welche Netzwerkpartner wurden in die Versorgung, Behandlung, Pflege und Betreuung einbezogen und mit welchem Ziel? Fanden Gespräche mit Partnern des internen oder externen Netzwerks statt? Wer wurde über was informiert? Welche Vereinbarungen zum weiteren Vorgehen wurden getroffen?[27] Welche Ergebnisse konnten in einer gemeinsamen Evaluation festgestellt werden? Wurde eine Fallbesprechung

---

[27] Ggf. kann hier auch auf ein Beratungsdokument verwiesen werden. Bei EDV-Systemen lassen sich die Berichtseinträge ggf. kategorisieren, also einem Schlagwort zuordnen. Auf diese Weise kann über eine Filterfunktion später die entsprechende Art von Einträgen aus dem Gesamtbericht extrahiert werden.

oder Ethische Fallbesprechung durchgeführt? Welche Ergebnisse und Entscheidungen kamen zustande? Wer hat wie gehandelt?

Qualitätsentwicklung und Evaluation

Wurden durchgeführte Maßnahmen evaluiert? Welche Ergebnisse wurden festgestellt? Wurden Bewertungen vom Betroffenen, seinen Angehörigen oder von anderen Netzwerkpartnern vorgenommen? Welche Aussagen wurden von wem gemacht? Aussagen des Betroffenen, seiner Angehörigen oder von Netzwerkpartnern werden im O-Ton, d. h. in der Darstellung mit wörtlicher Rede, festgehalten, um diese als Fremdaussage zu kennzeichnen. Bewerten alle Beteiligten die erreichten Ergebnisse gleichermaßen oder unterscheiden sie sich? Wurden spezifische Handlungen zur Qualitätseinschätzung durchgeführt wie z. B. Pflegevisiten, Dokumentationskontrollen, Auswertungen von Protokollen oder Assessments? Die entsprechenden Ergebnisse sollten durch einen Querverweis auf das entsprechende Dokument oder mit einer zusammenfassenden Beschreibung im Pflege- und Betreuungsbericht kenntlich gemacht werden.

Angehörigenarbeit

Haben die Angehörigen wiederholt einen Betreuungs- und Begleitungsbedarf? Was sind ihre Bedürfnisse oder Anliegen? Welche Maßnahmen haben sie mit welcher Wirkung erhalten? Welche Einschätzungen haben sie zur gegebenen wie auch zur künftigen Situation geäußert? Sind ihre Einstellungen mit denen des Betroffenen übereinstimmend oder besteht die Gefahr, dass Konflikte entstehen, weil beide Seiten unterschiedliche Vorstellungen und Einschätzungen zum weiteren Vorgehen haben? Konnte durch Mitarbeiter der Einrichtung eine Konsensbildung herbeigeführt werden? Wenn ja, wie lautet der Konsens? Sind weitere Angebote zur Begleitung oder Betreuung der Angehörigen notwendig? Sollten hierzu weitere Netzwerkpartner einbezogen werden? Der Prozess der Angehörigenarbeit wird abgebildet.

Trauerbegleitung

Gibt es spezielle Trauerursachen beim Betroffenen und/oder seinen Angehörigen, die diese im Gespräch thematisieren? Welche Hilfe wurde angeboten? Welche Reaktion zeigte sich auf das Angebot und welche Wirkung? Ist es sinnvoll, dass weitere Netzwerkpartner, z. B. aus der Seelsorge oder aus einem ambulanten Hospizverein, in den Versorgungsprozess integriert werden? Was wünschen sich der Betroffene und seine Angehörigen? Gibt es noch offene Lebensgeschäfte, die bearbeitet, oder Wünsche, die noch erfüllt werden können? Welche Angebote zur Unterstützung wurden hier von der Einrichtung gemacht? Lässt sich erkennen, dass der Betroffene sein Leben beschließen und loslassen kann? Was wurde bei einem weiterhin bestehenden »Kampf« unternommen? Welche Wirkung und welcher Verlauf zeigten sich?

Die Beschreibungen zu neu entstehenden Problemen, Veränderungen der Bedürfnissituation, Wirkung von Handlungen, Entwicklungen des Betroffenen und oder seiner

Angehörigen und ihre Zufriedenheit stehen im Vordergrund. Hierbei haben ihre Selbsteinschätzungen eine hohe Priorität und werden in wörtlicher Rede dokumentiert. Die pflegefachliche Expertise wie auch die Einschätzungen anderer Mitarbeiter oder externer Netzwerkpartner werden als wichtig angesehen. Dennoch gilt nur der Betroffene selbst als Experte seines eigenen Lebens. Da er selbst am besten einschätzen kann, was er benötigt, was dazu beitragen kann, seine Lebensqualität zu erhalten oder wiederherzustellen, muss der Blickwinkel verstärkt auf seine Aussagen gerichtet werden.

5.5.3 Anforderungen an die Evaluation

Der evaluierende Blick wird hierbei vor allem auf die im Palliative-Care-Konzept beschriebenen Kernmerkmale gerichtet (vgl. Kap. 5.3, S. 53).

Im Konzept sind folgende Fragen hilfreich
- Welche Ziele werden mit der Anwendung von Evaluationen angestrebt? Was wird als gutes Ergebnis eingeschätzt?
- Wer führt Evaluationen durch: der Betroffene, der Angehörige, jeder Mitarbeiter, nur Fachkräfte, nur die Palliative-Care-Expertin, nur das Team? Wer übernimmt die Evaluation des Gesamtprozesses und wo wird sie beschrieben?
- Welche Bereiche sollen besonders intensiv evaluiert werden (z. B. Auswirkungen des Schmerz- bzw. Symptommanagements, Zufriedenheit des Betroffenen)?
- Werden bestimmte Daten zentralisiert auf einem Dokument gesammelt wie etwa beim Symptommanagement, damit eine schnelle und gebündelte Auswertung nur zu diesem Bereich erfolgen kann?
- Findet auch eine retrospektive Evaluation nach dem Tod des Betroffenen statt, um so Faktoren zu erkennen, die ein gutes Sterben und einen guten Tod ermöglicht oder behindert haben? Wird dazu ein eigenes Dokument verwendet, damit auch auf einer Metaebene zusammenfassend eine Auswertung zu generellen, positiven oder optimierungsbedürftigen Bedingungen vorgenommen werden kann. Welche Faktoren werden hier abgefragt (situative, personelle, räumliche Bedingungen, Therapie, Pflege, soziale und spirituell-religiöse Begleitung)? Wer wertet diese Daten aus? Wie werden die entsprechenden Ergebnisse formativ zur weiteren Qualitätsentwicklung genutzt?

Alle Informationen, die bereits im allgemeinen Konzept zum Umgang mit Prozessplanung und Dokumentation beschrieben sind, müssen hier nicht mehr erfolgen. Eingangs empfiehlt sich daher der Verweis auf entsprechende Vorgaben.

Weitere Hilfen hierzu finden sich auch in der Arbeitshilfe zur Erstellung einer Pflegeplanung (vgl. Arbeitshilfe 2, S. 126)

6 DIE KONZEPTERSTELLUNG UND DIE IMPLEMENTIERUNGSSTRATEGIEN

Konzepte können über verschiedene Prozesse entwickelt werden. Dabei unterscheiden sich die Arten des Vorgehens, die Beteiligten sowie das Ausmaß der Einbindung der Menschen, die später das Konzept in der Praxis umsetzen sollen.

6.1 Varianten der Konzeptentwicklung

6.1.1 Bottom-up-Verfahren

In einem hierarchischen System kann der Entwicklungsprozess im Bottom-up-Verfahren, also von den unteren und mittleren Ebenen aufsteigend, vorgenommen werden. Die Mitarbeiter, die später den Prozess auch »leben« sollen, sind dabei stark an der Entwicklung beteiligt. Ihre Erkenntnisse und Erfahrungen werden erfragt und mit ihnen gemeinsam das Konzept entwickelt. So zeigt sich ein deutlich ausgeprägter demokratischen Umgang miteinander und ein hohes Maß an Partizipation.

Vorteile des Bottom-up-Verfahrens:
- In der Diskussion, im Brainstorming oder in Prozessen, in denen die Mitarbeiter Konzeptteile erarbeiten, erkennen sie selbst – wie auch der Moderator des Qualitätszirkels oder Projektes – die Begründungen für das Konzept und die dort enthaltenen, konkreten Vorgaben.
- Strukturen und bereits gelebte Prozesse werden von den Mitarbeitern geschildert, sind erkennbar und transparent. Ihr Umfang und ihre Güte können erfasst werden. Gleichzeitig können die Mitarbeiter zu einer Selbstreflexion wie auch zur Reflexion vorhandener oder zukünftig zu entwickelnder Prozesse angeregt werden.
- Handlungsleitende Werte und Begründungen für bestehende Routinehandlungen werden thematisiert, in der Reflexion überarbeitet und ggf. verändert.
- Durch die aktive Integration der Mitarbeiter in den Prozess der Entwicklung, wird eine hohe intrinsische Motivation (aus eigenen Antrieb heraus) und Identifizierung mit dem Thema und der anzustrebenden Zielsetzung bei den Mitarbeitern erzeugt. Das sind Bedingungen, die für den späteren Transfer wichtig sind.
- Die Kulturentwicklung im Hinblick auf eine palliative Care findet zeitgleich mit dem Prozess der Konzeptentwicklung statt.
- Die Mitarbeiter erfahren eine Würdigung ihrer Leistungen und Vorstellungen zu sinnvollen Konzeptinhalten und fühlen sich wertgeschätzt. Die Identifikation mit der einrichtungsinternen Entwicklung steigt genauso wie die Voraussetzungen für eine positive Annahme/Übernahme des späteren Konzepts.

Nachteile des Bottom-up-Verfahrens können sein:
- Der Zeitaufwand für die Konzepterstellung ist höher als bei anderen Verfahren einzuschätzen.
- Es entstehen zusätzliche Personalkosten, da die Mitarbeiter neben ihrer eigentlichen Arbeit auch am Konzept mitarbeiten und dafür von ihrer Arbeit freigestellt werden müssen.
- Selbstständig durch die Mitarbeiter erarbeitete Textteile müssen ggf. nachbearbeitet und ergänzt bzw. in der schriftlichen Darstellung in einen einheitlichen Stil gebracht werden.
- Ein Moderator ist zur Strukturierung und für ein gezieltes Vorgehen erforderlich.

6.1.2 Top-down-Verfahren

Bei diesem Verfahren geht die Entwicklung von oben nach unten, d. h. die Konzeptentwicklung wird auf der Leitungsebene vorgenommen und dann an die Mitarbeiter der darunter liegenden Hierarchieebenen delegiert (verordnet). Die Mitarbeiter werden quasi vor die Tatsache eines bereits vorhandenen Konzepts gestellt und haben keine Möglichkeiten, selbst daran mitzuwirken.

Vorteile des Top-down-Verfahrens:
- Die schnelle, theoriegeleitete Erarbeitung des Konzepts ist möglich. Der Zeitaufwand ist geringer als beim Bottom-up-Verfahren.
- Das Konzept enthält in jedem Fall die von der Leitungsebene gewünschten Zielbeschreibungen und Handlungen.
- Der Stil und die Gliederung des Konzepts können entlang eines träger- oder einrichtungsübergreifenden Layouts und in Anlehnung an deren Vorgaben aus dem Qualitätsmanagement bearbeitet werden.
- Juristische und andere Rahmenbedingungen sind beachtet.
- Unrealistische Vorgaben werden gar nicht erst aufgenommen.

Nachteile des Top-down-Verfahrens können sein:
- Eine geringe Identifikation der Mitarbeiter mit dem »verordneten« Konzept« ist möglich und daraus resultierend ist die Umsetzung fragwürdig.
- Der Kenntnisstand über die Inhalte des Konzepts ist bei den Mitarbeitern oft sehr gering, da das Konzept möglicherweise lediglich abgeheftet aber nicht gelesen wird. So findet keine eigene Auseinandersetzung mit dem Thema und den Inhalten bei den Mitarbeitern statt. Das Konzept kann dann mangels Identifikation und Sachkenntnis nicht »gelebt« werden.
- Das Konzept ist an sich erst einmal »totes Material«. Wichtig ist der Transfer zu den Mitarbeitern, damit sie sich damit auseinandersetzen und vertraut machen. Das erfordert einen hohen Schulungs- bzw. Transferaufwand.

- Die Überprüfung und ggf. Modifikation der handlungsleitenden Werte findet bei den Mitarbeitern nicht im Rahmen von Selbstreflexionen statt – eine palliative Kultur wird so ggf. nicht entwickelt.

6.1.3   Fazit

Die Mitarbeiter aus den verschiedenen Hierarchieebenen und Berufsgruppen einzubinden und ihre Erfahrungen zu erfassen, zu würdigen und bei der Konzepterstellung zu integrieren, erscheint aufgrund der gerade beschriebenen Vor- und Nachteile nicht nur sinnvoll, sondern außerordentlich wichtig. Sie verfügen über Erfahrungen im Umgang mit schwerkranken und sterbenden Menschen. Werden diese Erfahrungen und Einschätzungen nun erfasst und bei einer Übereinstimmung mit den Vorstellungen und Zielsetzungen von Palliative Care im Konzept fixiert, findet eine aktive Bearbeitung des Themas in den Köpfen der Mitarbeiter statt. Fühlen sie sich in ihren Handlungen verstanden, akzeptiert und gewürdigt, entsteht die Initialbedingung dafür, dass sie das Konzept lesen und die beschriebenen Handlungen umsetzen. Die Entwicklung einer hospizlichen Kultur und die Erstellung eines Konzepts finden hier gleichermaßen statt.

Die Umsetzung im Bottom-up-Verfahren erzeugt zu Beginn des Prozesses einen höheren Zeitaufwand und eine intensive Auseinandersetzung mit den Deutungsmustern der Mitarbeiter, reduziert aber nach der Konzepterstellung die Notwendigkeit umfangreicher Seminare und Evaluationen. Mitarbeiter, die an der Projektgruppe oder am Qualitätszirkel aktiv teilgenommen haben, können als Multiplikatoren wirken.

6.2   Methoden in der Entwicklung des Konzepts

Es gibt unterschiedliche methodische Ansätze, mit denen die Prozesse der Erarbeitung und Implementierung gestaltet werden können. Immer wieder ergibt sich die Frage, ob zunächst das Konzept erarbeitet und folgend die Kultur, also die Entwicklung geeigneter handlungsleitender Werte, geprägt werden soll oder ob der umgekehrte Weg besser ist.

Beide Entwicklungsprozesse lassen sich jedoch kaum trennen. Die Entwicklung eines Konzepts zur Gestaltung von Palliative Care in der Einrichtung ist nicht denkbar, ohne dass die aktuell vorhandenen und erforderlichen Werte reflektiert werden. Die Prozesse unterscheiden sich in erster Linie durch die Herangehensweisen. Sie eignen sich aber gleichermaßen in der Vernetzung der Prozesse der Konzept- und Kulturentwicklung. Wissenschaftlich betrachtet lassen sich zwei hauptsächliche Methoden unterscheiden:
1. Induktive Methode
2. Deduktive Methode

Bei der **induktiven Methode** kann – von der Fallanalyse bei einzelnen Bewohnern ausgehend – analysiert werden, welche Probleme, Ziele und erforderlichen Handlungen sich übergeordnet erkennen lassen. Aus den bestehenden Ist-Situationen realer Bewohner in Zeiten schwerer Krankheit oder des Sterbens, lässt sich die tatsächliche Versorgungssituation analysieren, um im Hinblick auf Palliative Care erforderliche Ziele abzuleiten. Dazu würde dann das Konzept entwickelt werden.

Entsprechende Fragen wären:
- Wie sehen ein gutes Sterben und ein guter Tod aus (Identifikation von Merkmalen)?
- Welche Ziele sollen mit dem Konzept erreicht werden? Welche Ziele sind im Hinblick auf den einzelnen Sterbenden zu sehen?
- Hinsichtlich der Analyse einzelner Dokumentationen oder Prozessbeschreibungen aus dem Qualitätsmanagementhandbuch: Kann das Sterben dieses Menschen als gut eingeschätzt werden? Welche Situation liegt vor? Sind die entsprechenden Strukturen und Prozesse gegeben, die ein gutes Sterben ermöglichen würden?
- Welche Strukturen sind erforderlich?
- Welche Prozesse müssen unabhängig von dieser individuellen Situation gegeben sein, damit der Sterbeprozess gut verlaufen kann?
- Wie werden ein „gutes Sterben" und ein „guter Tod" verstanden?

Bei der **deduktiven Methode** würden aus der theoretischen Definition des Begriffs Palliative Care, aus Konzeptionen für die Hospizversorgung, aus wissenschaftlichen Artikeln zur Umsetzung von Palliative Care konkrete Ableitungen zu Zielen und erforderlichen Strategien vorgenommen werden. So werden logische Regeln für den Transfer des Palliativgedankens im Hinblick auf die individuelle Einrichtung (und ihren Rahmenbedingungen) abgeleitet. Schließlich wird so das Konzept als zu verallgemeinernden Handlungsplan für die Zielgruppe der Menschen in Palliativsituationen.

Entsprechende Fragen wären:
- Wie sind in der Literatur ein »gutes Sterben« und »ein guter Tod« definiert? Welche Merkmale sind hier beschrieben?
- Wie wird der Begriff Palliative Care definiert? Welche Ziele lassen sich hier ableiten?
- Welche Personen zählen zur Zielgruppe?
- Welche Gliederungsbereiche (Hauptpunkte) sind zu erarbeiten (Gliederung erstellen)?
- Welche Prozesse sind zu beschreiben, damit die angestrebten Ziele erreicht werden können? Welche Prozesse sind in der Literatur beschrieben, die anzuwenden sind?
- Gibt es im Qualitätsmanagementhandbuch schon Prozessbeschreibungen, die hier erweitert werden können (z. B. zum Thema Angehörigenarbeit)?
- Wie können sie in der Einrichtung implementiert werden?

Tabelle 4: Bottom-up- und Top-down-Verfahren im Vergleich

	Bottom-up-Verfahren	Top-down-Verfahren
Führungsmethode innerhalb der Konzepterarbeitung	»Bottom-up-Planung: Hierarchisches Planungsprinzip; von unten nach oben« (aus: Gabler Wirtschaftslexikon online, abgerufen am 22.07.2016). Das Konzept wird durch die Einbindung von Mitarbeitern der verschiedenen Ebenen und Bereiche erarbeitet. Möglichkeiten: a. Bildung eines Qualitätszirkels b. Beteiligung der Mitarbeiter durch rekursive Rückkoppelung mit den Teams (z.B. Bereitstellung der Texte in den Teams zur Lesekontrolle vor Freigabe) c. Mitarbeiter der Wohnbereiche werden gebeten, aus Sterbeverläufen Informationen über Best-Practice- oder ungeeignete Verläufe zu extrahieren und einer Erarbeitungsgruppe zur Verfügung zu stellen	»Top-down-Methode: organisatorische Methode, bei der hierarchisch übergeordnete Personen das Handeln einer Gruppe wesentlich bestimmen oder beeinflussen« (aus Duden online, abgerufen am 22.07.2016). Möglichkeiten: a. Fertiges Konzept wird eingekauft b. Konzept wird auf der Leitungsebene erarbeitet und dann delegiert
Methode der Erarbeitung	**Induktion** »Induktion: vom besonderen Einzelfall auf das Allgemeine, Gesetzmäßige zu schließen« (aus Duden online, abgerufen am 22.07.2016). Oder: Aus Einzelfällen der Praxis verallgemeinerbare Ziele und Handlungen ableiten. a. Ableitung aus konkreten Fallanalysen b. Aus individuellen Vorstellungen und Ideen zu einem gemeinsamen Konzept und Konzeptinhalten ableiten Nach der Analyse verschiedener Sterbeverläufe werden verallgemeinerbare Aussagen im Konzept erstellt.	**Deduktion** »Deduktion: Ableitung des Besonderen und Einzelnen vom Allgemeinen« (aus Duden online, abgerufen am 22.07.2016). Oder: Die Ableitung von Zielen und konkreten Handlungen für eine Einrichtung aus der Definition des Palliative-Care-Begriffs und der Beschreibung einer Hospizkultur. Nach einer Analyse theoretischer Unterlagen wird das Konzept erstellt.

6.2.1 Beispiel 1: Konzeptentwicklung ausgehend von der Ist-Analyse der vorhandenen Handlungsrealität, Ableitung von Optimierungsvorschlägen

Phase I

Zunächst werden in einer ersten Phase die Ziele formuliert, die mit dem Konzept erreicht werden sollen. Anschließend erfolgt eine Analyse der bereits vorhandenen Ressourcen und Prozesse aber auch der Probleme. Das kann einerseits durch ein freies Brainstorming erfolgen. Die Mitarbeiter werden zur Ist-Situation befragt, Aussagen gesammelt und strukturiert. Der Vorteil dieses Vorgehens besteht darin, dass die Mitarbeiter sich mit ihren Erfahrungen stark eingebunden fühlen. Sie erkennen, dass ihre Erfahrungen und ihr Handeln geachtet und wertgeschätzt werden. Der Nachteil besteht darin, dass noch keine Systematik vorhanden ist, keine Vergleichsparameter vorliegen und ein Abgleich daher zufällig und wenig strukturiert bzw. parameterbezogen erfolgt.

Andererseits kann eine Ist-Standerhebung auch anhand konkreter Sterbeverläufe von Bewohnern erfolgen. Für diesen Fall empfiehlt es sich eine Checkliste mit Prüfkategorien, damit die Analyse bei allen Dokumentationen nach dem gleichen Schema verläuft. Die Ergebnisse werden so systematisch dokumentiert und ausgewertet. Der Vorteil dieses Vorgehens liegt darin, dass die Analyse systematisch und prozessgebunden ist. Es ist keine Moderation erforderlich, und die Auswertung erfordert wenig Zeit, Personal und Qualifikation. Der Nachteil liegt darin, dass die Prüfung durch die Kriterien begrenzt ist, die auf die Checkliste aufgenommen wurden. Andere Bedingungen und Faktoren, die besonders gute oder besonders schlechte Sterbeverläufe beeinflussen, werden nicht beachtet. Die »blinden Flecken«, die hier entstehen begrenzen den Erkenntnisgewinn. Außerdem fühlen sich die Mitarbeiter u. U. wenig einbezogen.

Phase II

In einer zweiten Phase können dann zwei weitere Vergleichsparameter hinzugezogen werden: Aus der Literatur können Ergebnisse aus Befragungen zu einem guten Sterben[28] und die Säulen von C. Saunders als weitere Vergleichskategorien für ein Konzept hinzugezogen und ein weiterer Vergleich angestellt werden. Dann geht die Analyse in die zweite Phase. Bereits hier erkennen die Mitarbeiter, welche Prozesse bereits umgesetzt werden, wo und wie sie gute Sterbeverläufe erzielen können. Ggf. erkennen sie auch, dass einige Prozesse noch nicht stattfinden, nicht prozessgebunden verlaufen oder aus anderen Gründen einer Optimierung bedürfen.

---

[28] Beachtung des Selbstbestimmungsrechts, kurzer Sterbeverlauf ohne Leid, Beschwerdefreiheit, Freiräume zur individuellen Gestaltung des verbleibenden Lebenszeitraums (Anderheiden, 2012: 1421)

Phase III

Die dritte Phase ist gekennzeichnet durch die Erarbeitung von Optimierungsstrategien, die schließlich das Handlungskonzept für den Bereich der Palliative Care komplettieren. Nach der vollständigen Erstellung würde eine Rückkopplung in das weitere Team erfolgen. Den Mitarbeitern, die nicht an der Projektgruppe teilnehmen, wird das vorläufige Konzept zur Einsicht und zur ergänzenden Mitarbeit zur Verfügung gestellt. Sie haben nun die Möglichkeit, ergänzende Anmerkungen oder Korrekturvorschläge zu machen, Fragen zu stellen oder sich anderweitig einzubringen. Auf diese Weise wird zugleich die Kulturbildung angeregt. In Teamsitzungen können Diskussionen zum Konzept erfolgen.

Phase IV

In der vierten Phase wird nach Abschluss des Konzepts ein Projektplan mit einer Zeitschiene zur Implementierung erarbeitet. Nachfolgend werden die einzelnen Handlungspakete umgesetzt. Der Implementierungsprozess wird dabei ständig evaluiert, um frühzeitig Abweichungen zu erkennen und gegenzusteuern.

Phase V

In einer fünften Phase werden die Umsetzung und die Ergebnisse der Anwendung der spezifischen Palliative-Care-Prozesse bei den einzelnen Bewohnern evaluiert. Das Vorgehen wie auch die erzielten Ergebnisse werden mit den Mitarbeitern thematisiert, begründet oder Abweichungen gerechtfertigt. Reflexionen zum konkreten und kontinuierlichen Begleitprozess von Handlungen, handlungsleitende Werte werden überprüft und gefestigt oder geändert. Auf diese Weise findet parallel die Konzept- und Kulturentwicklung statt.

6.2.2   Beispiel 2: Formulierung des Soll-Zustands als anzustrebenden Zustand, Implementierung in die Praxis

Phase I

Es wird zunächst keine Ist-Stand-Erhebung in der Praxis zusammen mit den Mitarbeitern vorgenommen. Bereits in der ersten Phase werden der angestrebte Zustand sowie erforderliche Prozesse in einem Konzept beschrieben. Hierzu können die Säulen eines Konzepts für die Umsetzung von Palliative Care, wie C. Saunders sie beschrieb, als Analyseraster und als Gliederung für die Erarbeitung genutzt werden. Dieser Teilprozess kann in einer Projektgruppe (Bottom up) oder auf der Leitungsebene (Top down) bearbeitet werden.

Das Team kann in einer Zwischenphase (wie auch in Beispiel 1 beschreiben) eingebunden werden, indem ihm die fertig gestellten Konzeptteile zur Besprechung gegeben werden. Die Teammitglieder können dann Änderungsvorschläge einbringen können. Hieraus könnte ggf. eine eigene Phase beschrieben werden.

Phase II

In einer zweiten Phase werden die beschriebenen Prozesse projektiert, mit einer Zeitschiene versehen und in die Transferphase gebracht.

Phase III

In der dritten Phase werden die Umsetzung, die Ergebnisse der beschriebenen Handlungen aber auch die generalisierbare Umsetzbarkeit evaluiert. Unter der generalisierbaren Umsetzbarkeit versteht man die Möglichkeit und Wahrscheinlichkeit, dass die beschriebenen Handlungen künftig routiniert und kontinuierlich umgesetzt werden können.

Die verschiedenen Möglichkeiten des Qualitätsmanagements werden dann genutzt, um im Hinblick auf Verläufe und Ergebnisse, die im Rahmen der Umsetzung bei einzelnen Bewohnern erzielt wurden, Reflexionen anzuregen. Diese bedingen dann die Überprüfung der eigenen handlungsleitenden Werte und Normen – sowohl beim einzelnen Mitarbeiter als auch im Team.

Dabei sollte nicht nur die Übereinstimmung zwischen dem Soll als angestrebten Zustand und dem Ist, der tatsächlich vorhandenen Realität, überprüft werden. Vielmehr gilt es auch die Zufriedenheit des schwerkranken und sterbenden Menschen, seiner Angehörigen und die der Mitarbeiter zu analysieren. Denn: Trotz allen Bemühens, bestmögliche Ergebnisse zu erzielen, handeln und interagieren hier Menschen. Diejenigen, die die Leistungen erhalten, sind individuelle Wesen und die, die sie erbringen, ebenfalls. Anders als in einer industriellen Fertigung, bei der es um die hundertprozentige Übereinstimmung der z. B. gefertigten Schrauben o. Ä. geht, bewerten verschiedene Menschen erreichte Situationen und erbrachte Handlungen individuell. Das hängt mit ihrer biografischen Prägung, ihren individuellen Vorstellungen, Wege, und Ziele zusammen. Neben der Qualitätsbewertung per Checklisten müssen das offene Ohr und das genaue Hinhören dem Betroffenen gegenüber gesichert sein.

Wichtig

In letzter Konsequenz geht es bei allen Qualitätsprüfungen und Konzepten nicht um die Standardisierung von Sterben, sondern um die Klärung und Beschreibung von möglichen Prozessen. Ob diese im Einzelfall geeignet sind oder ob etwas ganz anderes benötigt wird, analysieren, bewerten und entscheiden die Betroffenen gemeinsam mit den sie versorgenden und umgebenden Menschen. Dabei bleibt das Prinzip der Radikalen Orientierung am Sterbenden immer beachtet!

6.3 Häufig auftretende Probleme bei der Konzept-entwicklung und mögliche Lösungen

Wie bei jedem anderen Prozess auch, können auch bei der Entwicklung des Konzepts verschiedene Probleme auftreten. Die nachfolgende Tabelle zeigt die häufigsten auf.

Tabelle 5: Häufige Probleme und ihre Lösungen bei der Konzeptentwicklung

Problem	Mögliche Lösung
Unsicherheit, welche Bereiche/Themen im Rahmen der Konzept-entwicklung bearbeitet werden sollten.	• Recherche durchführen: – Gesetzliche Vorgaben und andere Regelungen einse-hen, Vorgaben extrahieren z.B. Empfehlung zur Implementierung von Hospizge-danken und Palliativversorgung in stationären Ein-richtungen, NRW, z.B. Charta der Rechte hilfe- und pflegebedürftiger Menschen – Konzept im nächsten Hospiz erfragen – Mitarbeiter befragen, welche Aspekte sie für wichtig halten.
Unsicherheit, ob das Konzept in-duktiv oder deduktiv bearbeitet werden sollte.	• Prüfen, ob schon konkrete Handlungen angewendet werden, die auf die (intuitive) Umsetzung von Palliati-ve Care sprechen. • Wenn **Ja:** Möglichkeit induktiv vorzugehen. • Wenn **Nein:** Eher deduktiv vorgehen.
Unklarheit, für welche Zielgruppe das Konzept erstellt würde.	• Klären, wer zur Zielgruppe gehört und welche Ziele mit dem Konzept angestrebt werden sollen (intern für Mit-arbeiter, Kostenträger, Betroffene und Angehörige, an-dere).
Unklarheit, welche Mitarbeiter in der Projektgruppe mitwirken soll-ten.	• Motivierte Mitarbeiter mit der Fähigkeit zum syste-matischen Denken und der Kompetenz ggf. auch eigen-ständig Texte zu formulieren auswählen.
Unklarheit über den angemesse-nen Umfang des Konzepts.	• Klärung, welche Form gewünscht ist (Flyer, umfangrei-cheres Konzept oder Konzept plus Arbeitshilfen). • Klärung, welche Bereiche zu bearbeiten sind.
Unklarheit, ob die beschriebenen Inhalte ausreichend erklärend und nachfolgend handlungsleitend wä-ren.	• Textteile zum Lesen an Mitarbeiter auf den Bereichen geben, Verständlichkeit des Konzeptentwurfes klären.
Keine oder wenig Erfahrung in der Entwicklung von Konzepten vor-handen.	• Integration eines Moderators für die Prozesse der Kon-zeptentwicklung/Moderation.

Problem	Mögliche Lösung
Konzept enthält lange Fließtexte mit geringer Struktur (schlechte Lesbarkeit).	• Bei jedem Absatz klären, was konkret ausgesagt werden soll. Ggf. mit W-Fragen arbeiten und hierzu Antworten mit Aufzählungszeichen geben.
Ungenaue Projektierung (Projektziel ist in Gefahr) liegt vor.	• Projektplan erstellen mit den Kernfragen: Wer macht was, bis wann, wie, in welcher Form, ggf. mit wem? Hierbei ganz konkret anhand von Zahlen, Daten, Fakten beschreiben. Daten für die erneute Zusammenkunft oder für die Evaluation der Erfüllung des jeweiligen Projektziels setzen.
Projekt verläuft nicht dem Plan entsprechend.	• Evaluationsdaten konkret einhalten. • Bei nicht vollständiger Zielerreichung einer Projektphase klären, welche Ursachen hierfür verantwortlich sind und wie diese künftig ausgeschlossen werden. • Prüfen, ob die zeitliche Planung unrealistisch war.
Mitarbeiter fühlen sich ausgeschlossen oder in ihren eigenen Haltungen und Vorstellungen nicht beachtet.	• Konzeptteile in Intervallen an die Teams geben und zur Mitbestimmung und Diskussion anregen.
Konzept wird von Mitarbeitern nicht gelesen (wurde Top down erarbeitet, dann zum Lesen und Abzeichnen in die Bereiche gegeben).	• In den Übergaben jeweils einen Betroffenen besprechen. Dabei einzelne Konzeptpunkte hinsichtlich ihrer Übereinstimmung mit dem konkreten Fall prüfen. • Seminare zum Konzept anbieten. • Kurzinformationen zu einzelnen Konzeptbereichen/Gliederungspunkten in den Übergaben liefern. • Analyse von Vorgehensweisen bei schwerkranken oder sterbenden Menschen in der realen Handlungspraxis vornehmen – Prüfung der Übereinstimmung mit den Konzeptanteilen.
Mitarbeiter akzeptieren das Konzept nicht, sehen die dort beschriebenen Handlungen als unrealistisch an.	• Gemeinsam die Bereiche analysieren, in denen Arbeitsprozesse beim Sterbenden nun reduziert oder aufgehoben werden, um Zeitkorridore für spezifische Handlungen im Palliative-Care-Bereich zu gewinnen. • Handlungsleitende Werte der Mitarbeiter analysieren (z.B. Körperpflege sehr wichtig). • Ziele gemeinsam mit den Mitarbeitern klären (Was macht mich zufrieden in meiner Arbeit? Was ist mir wichtig?). • Mitarbeiter stärker bei Erarbeitungs- und Implementierungsprozessen einbeziehen.
Konzept enthält Teile, die sich in der Praxis als unrealistisch erweisen.	• Ursachen für die unzureichende Umsetzbarkeit prüfen, wenn möglich abstellen. • Konzeptteile anpassen.

7   DIE ARBEITSHILFEN

Unter Arbeitshilfen werden weiterführende schriftliche Informationen verstanden, die nicht unbedingt Bestandteil eines Konzepts sein müssen, aber als ergänzende Informationen für die Mitarbeiter zur Information bereitgestellt werden. Mögliche Arbeitshilfen können sein:

- Konkrete, auf die Palliativsituation bezogene Standards, Leitlinien oder Verfahrensanweisungen,
- konkrete Angaben zu einzelnen Prozessen, ohne dass diese in der Form eines Standards oder einer Verfahrensanweisung vorliegen,
- Beschreibungen zu Praxishilfen (z. B. der Inhalt eines »Abschiedskoffers). Hier würde beschrieben werden, welche Inhalte enthalten sein sollten, um in der Sterbesituation eines Menschen über wichtige oder erforderliche Materialien direkt verfügen zu können.

Arbeitshilfe 1: Konkrete Handlungen zu den sieben Säulen der Palliativversorgung

Radikale Orientierung am Sterbenden – mögliche Wertvorstellungen und Handlungen in der Einrichtung

- Das Vorhandensein von Symptomen, die auf eine Palliativsituation hinweisen, wird bereits bei Aufnahme geprüft. Ist dies nicht der Fall, wiederholen wir die Überprüfung in einem individuellen Intervall.
- Bei vorhandenen Anzeichen ersuchen wir den Arzt, die Diagnose Palliative Behandlung = Z 51.5 zu stellen.
- Wir beraten gemeinsam mit dem Hausarzt/Palliativmediziner den Betroffenen und/ oder seine Angehörigen über eine Versorgungsplanung für die letzte Lebensphase. Wir erläutern ihm/ihnen bestehende Angebote und Möglichkeiten sowie deren jeweilige Vor- und Nachteile. Gemeinsam mit ihm/ihnen wird die Versorgungsplanung, die auf seinen Präferenzen beruht, dokumentiert und in die Handlungsplanung eingearbeitet.
- Wir überprüfen bei Eintreten der Palliativsituation die Ziele unseres Handelns und passen die Maßnahmen an. In Absprache mit dem Arzt und den Angehörigen erhält der Betroffene die Maßnahmen, die sein Wohlbefinden erhalten oder wiederherstellen. Solche, die zu einer Einschränkung des Wohlbefindens führen, werden nicht mehr oder nur in einer reduzierten Form angewendet. Das beachten wir auch bei der Erstellung der Pflege- und Betreuungsplanung.
- Wir klären zusammen mit dem Bewohner bei jedem Pflegekontakt, welche Bedürfnisse aktuell im Vordergrund stehen und orientieren unser Handeln daran. Bei einer Ablehnung gegenüber einer Maßnahme durch den Betroffenen, erfragen wir

den Grund der Ablehnung, versuchen diesen zu beheben, akzeptieren aber seine Ablehnung. Wir bieten dann eine andere Maßnahme an.

- Wir begründen Abweichungen von der geplanten Pflegedurchführung stets im Pflege- und Betreuungsbericht und beschreiben, warum wir dann wie gearbeitet haben und welche Wirkung erzielt wurde.
- In einem partnerschaftlichen Verhältnis (so weit wie dies geht) binden wir den Bewohner und/oder seine Angehörigen/primären Bezugspersonen bei allen Entscheidungen und Handlungen ein. Wir beraten sie immer wieder über Veränderungen, die aktuelle Ist-Situation, mögliche Entwicklungen, Gefahren und Möglichkeiten unseres Handelns (wie auch des Handelns der Netzwerkpartner).
- Wir arbeiten mit den übrigen Netzwerkpartnern partnerschaftlich und informierend zusammen, damit für den Betroffenen ein bestmögliches Angebot erzielt werden kann.
- Wir streben eine personennahe Begleitung des Betroffenen an, wenn angstauslösende, für ihn bedrohliche Situationen auftreten oder er in die letzte Zeit seines Lebens eintritt. Hier versuchen wir in Absprache mit der PDL/WBL eine Sitzwache zu organisieren oder nehmen zwecks Übernahme durch das Team den Kontakt mit dem SAPV-Team[29] oder dem ambulanten Hospizteam auf. Wir verstehen hierbei aber auch, dass es wirtschaftliche, finanzielle und andere Rahmenbedingungen gibt, innerhalb derer wir uns bewegen.
- Im Bedarfsfall passen wir organisatorische Rahmenbedingungen des Wohnbereichs oder unserer eigenen Arbeit an die aktuelle Situation und die Erfordernisse an, die eine gute Sterbebegleitung ausmacht.
- Wir vertreten die Interessen, Bedürfnisse und Anliegen des Sterbenden auch gegenüber Dritten, erklären ihnen die Begründungen, versuchen aber auch ihre Sichtweisen und Begründungen zu verstehen. Letztlich sind für uns die Entscheidungen des Betroffenen handlungsleitend, denn es ist sein Leben und sein Sterben.
- Bei Bedürfnissen, die sich durch uns oder die Partner des Netzwerks nicht zeitnah erfüllen lassen, beziehen wir die Angehörigen ein und versuchen, die Erfüllung über sie zu organisieren.

Symptommanagement – mögliche Wertvorstellungen und Handlungen in der Einrichtung

Hierzu gehört auch der »Plan für alle Fälle«. Es gilt, über die aktuelle Situation hinaus zu denken und bereits jetzt solche Handlungen zu überlegen und zu planen, die aktuell noch nicht erforderlich sind, die jedoch potenziell auftreten könnten.

- Die Überprüfung von lebensqualitätseinschränkenden Symptomen ist für uns eine handlungsbegleitende Maßnahme. Wir überprüfen die Symptomsituation unmittel-

---

[29] Synonym und mit ähnlichem Versorgungscharakter wird in einigen Bereichen der Begriff PKD (= palliativ Konsiliar-Dienst) verwendet. Hier sind in Palliative Care spezialisierte Pflegende in einem ärztlichen Verbundsystem angestellt, führen aber letztlich die Aufgaben nach SAPV aus.

bar bei Übernahme des pflegerischen Auftrags, nach Zurückübernahme aus dem Krankenhaus, bei Veränderungen der Pflegesituation. Für den kommenden Pflegezeitraum legen wir in der Maßnahmenplanung fest, welche Symptome wir regelhaft, mindestens einmal pro Schicht, erfragen oder beobachten und führen entsprechende Überprüfungen aus.

- Nicht nur körperliche bzw. medizinische Symptome werden bei uns beachtet, sondern auch solche im psychosozialen oder spirituell-religiösen Bereich.
- Methoden der Selbsteinschätzung haben bei uns Vorrang, denn wir verstehen den Betroffenen als Experten seines eigenen Lebens und sehen seine Einschätzungen zu Symptomen als wertvoll an. Fremdeinschätzungen durch uns selbst oder durch Angehörige werden daher immer als zweiter/ergänzender Weg angewendet, es sei denn, der Betroffene kann selbst keine Aussagen mehr machen. Immer kennzeichnen wir, von wem eine Aussage stammt. Bei Fremdeinschätzungen durch den Angehörigen werden seine Angaben überprüft.
- Körperliche Symptome haben für uns eine gleich hohe Bedeutung wie psychosoziale und spirituell-religiöse.
- Symptome sehen wir niemals nur als Ausdruck einer Fehlsteuerung, vielmehr häufig als Ausdruck eines komplexen Geschehens an. Durch die Beobachtung und die folgende Beschreibung von Zusammenhängen und interagierenden Wirkungen streben wir eine ganzheitliche Betrachtung des Menschen an. Hierbei prüfen wir auch die Wirkungen von Situationen und von Handlungen, die dem aktuell auftretenden Symptom vorausgehen, sowie von Auswirkungen des privaten Umfelds auf den Bewohner und Auswirkungen seiner Biografie.
- Auswirkungen von Symptomen auf die Alltags- und Selbstpflegekompetenz wie auch auf das Wohlbefinden des Betroffenen finden bei uns ebenso eine Beachtung. Im Team oder interdisziplinär werden im Bedarfsfall die gewonnenen Ergebnisse (z. B. bei der Übergabe oder in Fallanalysen) mit den entsprechenden Partnern des Netzwerks besprochen und gemeinsam nach geeigneten Maßnahmen gesucht.
- Wir bieten dem Betroffenen neben medikamentösen Maßnahmen zur Symptomkontrolle auch pflegetherapeutische an. Hierbei beachten wir auch seine biografischen Gewohnheiten, Vorlieben und Abneigungen. Maßnahmen, die der Betroffene bislang als wohltuend empfunden hat, werden von uns bevorzugt eingesetzt.
- Durch eine kontinuierliche Evaluation der Wirkungen der eingeleiteten Maßnahmen, sind wir stets auf der Suche nach der Best Practice. Im Bedarfsfall passen wir daher auch zeitnah und wiederholt unser Handeln wie auch das gemeinsame Handeln im Netzwerk an. Eine handlungsleitende Funktion haben hierbei die Präferenzen des Betroffenen. Das Ziel »Erhalt einer möglichst weitgehenden Lebensqualität« hat bei der Auswahl und Durchführung eine führende Bedeutung.
- Auch bei der Umsetzung von Maßnahmen zum Symptommanagement beachten wir das Selbstbestimmungsrecht des Betroffenen. Wir wenden keine Medikamente oder andere Maßnahmen ohne seine Einwilligung an. Bei Ablehnung beraten wir ihn und versuchen ihm den Sinn der Maßnahme wie auch die Auswirkungen bei

Durchführung und Unterlassung der Maßnahme zu erklären, akzeptieren aber letztlich seine Entscheidung. Wir verstehen entsprechend alle Maßnahmen als eine Option, d.h. als Angebot, die der Betroffene annehmen oder ablehnen kann. Bei wiederholter oder kontinuierlicher Ablehnung einer medizinisch angeordneten Therapie, beraten wir uns mit dem Arzt.

- Bei akut auftretenden vitalen Symptomen (lebensbedrohlichen) streben wir, wenn dies nicht bereits in der Versorgungsplanung für die letzte Lebensphase geklärt wurde, die gemeinsame Planung des weitergehenden Vorgehens mit einem Ansprechpartner aus dem Netzwerk an. Die Einweisung in ein Krankenhaus wird immer nur in Absprache mit dem Sterbenden und dem behandelnden Arzt vorgenommen und stellt bei uns keine Standardlösung dar. Wir halten uns in Situationen, die in der Versorgungsplanung beschrieben sind, an die Festlegungen des Betroffenen. Wir klären ggf. mit dem benachrichtigten Arzt oder Rettungsdienst die Übereinstimmung mit der aktuellen Situation und dem Willen des Betroffenen. Handelt es sich um eine nicht beschriebene Situation, klären wir gemeinsam mit dem Betroffenen, ggf. den Angehörigen oder Bezugspersonen und dem Arzt oder Rettungsdienst das weitere Vorgehen.
- Durch eine kontinuierliche und qualitative Beschreibung der Ergebnisse des Symptommanagements sorgen wir dafür, dass die Bedingungen für eine rückblickende Evaluation, wie auch für die Planung künftiger Maßnahmen innerhalb unserer eigenen Berufsgruppe und im Hinblick auf die Netzwerkarbeit ermöglicht werden.
- Bei weiterhin bestehenden, gravierenden und vom Betroffenen nicht zu tolerierenden Symptomen am Ende seines Lebens, wird bei uns auch in Einzelfällen die Möglichkeit der terminalen Sedierung – nur nach Anordnung durch den Arzt – angeboten. Die selbstbestimmte Entscheidung des Betroffenen, ein vorausverfügter Wille, seine mutmaßliche Entscheidung und seine Präferenzen sind für uns handlungsleitend.

Netzwerkarbeit und Interdisziplinarität – mögliche Wertvorstellungen und Handlungen in der Einrichtung

- Wir verstehen uns innerhalb eines umfassenden Netzwerks als eine Berufsgruppe, die zum einen selbstständig handelt, zum anderen mit anderen Mitgliedern eines interdisziplinären Teams kooperiert. Die verschiedenen Berufsgruppen innerhalb der Einrichtung bilden bei uns das interne Netzwerk. Die Organisationseinheiten, mit denen wir außerhalb unserer eigenen Einrichtung zusammenarbeiten, stellen das zweite Netzwerk dar.
- Die Art und Weise der Information und Kooperation ist (bzw. wird in der Zukunft) bei uns weitgehend durch Kooperationsverträge oder verbindliche schriftliche Vereinbarungen geklärt. Dies dient der Bereitstellung einer bestmöglichen Versorgung für den Betroffenen und der Vermeidung von Schnittstellen- und Kooperationsproblemen.

- Durch eine angemessene Informationsweitergabe an unsere Netzwerkpartner, durch eine gemeinsame Absprache zu einem sinnvollen und wirksamen Handeln sorgen wir für eine optimale Handlungsfähigkeit der benötigten Netzwerkpartner. Wir informieren sie daher regelmäßig über die entsprechenden Kenntnisse. Umgekehrt holen wir auch bei ihnen Informationen ein. Wir wertschätzen die Arbeit und die Leistung der anderen Netzwerkpartner und machen dies im Gespräch auch deutlich. Bestehen verschiedene Einstellungen, verstehen wir das als unterschiedliche Perspektiven, die – vom Standpunkt einer anderen Berufsgruppe betrachtet – erklärbar ist. Hier erkennen wir die verschiedenen Blickwinkel als Erweiterung unserer eigenen an und sehen das als Chance, die eigene Sichtweise zu erweitern bzw. zu überprüfen.
- Durch interdisziplinäre Fallbesprechungen suchen wir in komplexen oder ethischen Fragestellungen – insbesondere wenn ein multiperspektivischer Blick erforderlich ist – die Unterstützung der anderen Berufsgruppen zur Erklärung, zur Lösung des Problems oder zur Entscheidung.
- Angehörige werden als direkt zum Betroffenen stehende Zugehörige aber auch als Netzwerkpartner gesehen. Wir versuchen sie in die Gestaltung oder in die Übernahme von Leistungen einzubeziehen, solange der Betroffene das möchte. Im Bedarfsfall leiten wir sie in konkreten Maßnahmen an.
- Die Leistungen der einzelnen Handlungsakteure und deren Kooperation im Netzwerk sowie die Wirkungen der Netzwerkarbeit unterliegen einer ständigen Evaluation. Bei erkannten Defiziten, organisieren wir im Bedarfsfall eine Erweiterung unserer Netzwerkpartner oder prüfen und organisieren gemeinsam mit ihnen eine Veränderung der Kooperation und des Kooperationsvertrages.

Abbau der Hierarchie – mögliche Wertvorstellungen und Handlungen in der Einrichtung

Erst der Austausch der Menschen mit unterschiedlichen Ausbildungen und Sichtweisen ermöglicht es, die bei ihnen jeweils nur bruchstückhaften Beobachtungen wie bei einem Puzzle, Stück für Stück, zusammenzutragen. Es gibt hier keine hierarchische Bedeutung; jede Beobachtung, jede Wahrnehmung ist gleichermaßen wertvoll. Mögliche Handlungen werden so oft im Team diskutiert und gewichtet. Die jeweilige Entscheidung und ggf. die Umsetzung ist jedoch aufgrund juristischer Erfordernisse, wie sie die Berufsordnungen vorgeben, zu treffen und zu dokumentieren.

- Unabhängig von unserer eigenen Berufsausbildung und Stelle verstehen wir uns selbst als verantwortlich für eine möglichst gute Versorgung des Betroffenen und seines/r Angehörigen in unserer Einrichtung. In der Analyse und Erfüllung erforderlicher Handlungen übernehmen wir diese umgehend und führen sie aus. Eine Ausnahme ist nur dann gegeben, wenn zur Handlungsausführung eine spezifische Qualifikation erforderlich ist (juristische Rahmenbedingung).
- Wir achten jeden Menschen und verstehen seine Beobachtungen und Aussagen als wertvoll und wichtig, unabhängig von seiner Profession und Rolle. Je nach Frage-

oder Problemstellung sind Betroffene als aktive Teilnehmende z. B. in Fallbesprechungen eingeladen.

- Wir motivieren alle Mitarbeiter in unserer Einrichtung, den Betroffenen hinsichtlich seiner Lebensqualität zu beobachten und erkannte Einschränkungen wie auch deren Faktoren im Team mitzuteilen und selbstständig Lösungsvorschläge einzubringen.
- Wir zeigen den Mitgliedern des Teams innerhalb und auch außerhalb der Einrichtung (z. B. Netzwerk, Ehrenamtliche) unsere Wertschätzung und unser Lob und sprechen Fragen oder Klärungsbedarfe in einem respektvollen und demokratischen Stil an. So fordern wir nicht, klagen nicht an, sondern suchen gemeinsam konstruktiv und mit Wertschätzung für den jeweils anderen nach Lösungen.
- Wir akzeptieren, dass es immer auch Grenzen unseres eigenständigen Handelns gibt und informieren dann die Berufsgruppe, die die dazu erforderliche Ermächtigung hat.

Sterbebegleitung und Trauerarbeit/Trauerbegleitung – mögliche Wertvorstellungen und Handlungen in der Einrichtung

- Der Sterbende steht mit seiner individuellen, noch nie erfahrenen Sterbesituation im Mittelpunkt aller Entscheidungen und Handlungen. Alles ist darauf ausgerichtet, möglichst ein »gutes Sterben« und »einen guten Tod« zu ermöglichen.
- Wir versuchen stets so weit, wie es möglich ist, unser Handeln an den Bedürfnissen des Sterbenden und seines sozialen Umfeldes auszurichten. Wir erkennen hierbei aber auch wirtschaftliche, personelle oder andere begrenzende Rahmenbedingungen an. Gelingt es uns nicht, aufgrund unserer eigenen Kompetenzen oder Möglichkeiten ein Problem zu lösen, suchen wir eigenverantwortlich den Kontakt zu den Menschen der nächsten Hierarchieebene (WBL, PDL, EL) oder zu einem Mitarbeiter der entsprechenden Berufsgruppe aus dem Netzwerk. In der Begleitung von Menschen in schwirigen Zeiten suchen wir frühzeitig eine Unterstützung durch eigene Ehrenamtliche oder durch den ambulanten Hospizdienst.
- Gemeinsam suchen wir in einem möglichst gleichberechtigten und immer auf Freundlichkeit und Kollegialität ausgerichteten Lösungsprozess nach Handlungsmöglichkeiten. Die handlungsleitende Frage lautet hierbei immer: »Wie kann es uns gelingen, dass …?«
- Die Prozesshaftigkeit des Sterbeverlaufs bedeutet für uns, dass wir uns täglich oder sogar bei jedem Pflegekontakt neu auf die aktuelle Bedürfnislage des sterbenden Menschen ausrichten. Wir erkennen an, dass sich diese immer wieder verändert und eine langfristige Planung hier ggf. nicht mehr möglich ist.
- Wir beschreiben und berichten neben den erkannten Problemen, Bedürfnissen und Anliegen des Betroffenen und/oder seiner Angehörigen vor allem die Wirkungen unserer angebotenen oder angewendeten Maßnahmen. Erst hierdurch lässt es sich erkennen, ob sie geeignet sind und weiterhin angewendet oder angeboten werden

sollten/können. In der Beschreibung bleiben wir konkret und richten den Blickwinkel immer auch auf die erreichte oder gegebene Lebensqualität.

- Wir überprüfen unsere Standards, Verfahrensanweisungen und andere Vorgaben
  alle zwei Jahre, um eine wiederholte Anpassung an die spezifischen Bedürfnisse der
  Sterbenden und ihrer Angehörigen zu ermöglichen.

- In Fallbesprechungen, Ethischen Fallbesprechungen, in speziellen Pflegevisiten, bei
  Kontrollen und Evaluationen von Dokumentationen überprüfen wir die Umsetzung der Palliative Care und sind an einem ständigen Verbesserungsprozess beteiligt. Daran erkennen wir aber auch, dass die Rahmenbedingungen einer stationären
  Alteneinrichtung immer nur eine Ausrichtung an den Gedanken und Konzepten
  der Hospizarbeit ermöglichen. Wir vermeiden Ziele, die unerreichbar hoch sind.

- Mögliches Angebot: Beim Erinnerungsgottesdienst suchen wir zusammen mit dem
  Angehörigen nach Aspekten, die als positiv empfunden wurden und solchen, bei
  denen andere Angebote hilfreicher gewesen wären. Die gewonnenen Erkenntnisse
  können dann für künftige Fälle und Situationen genutzt werden.

- Gemeinsam evaluieren wir die Auswirkungen unseres Netzwerk-Handelns und
  suchen nach einem Todesfall auch nach Erkenntnissen, die sich verallgemeinernd
  auf andere, künftige Betroffene oder Fälle übertragen lassen (Verbindung mit Qualitätsentwicklung).

- Wir bieten dem Sterbenden und auch seinen Angehörigen (innerhalb der Team-
  arbeit auch unseren Mitarbeitern) Gespräche über empfundene Trauer, Traurigkeit
  und deren Ursachen an. Immer akzeptieren wir hierbei die je spezifische Sicht des
  einzelnen Menschen. Durch ein aktives Zuhören vermeiden wir Kritik oder Kor-
  rekturen der Sichtweise unseres Gesprächspartners, Appelle oder leichtfertige Rat-
  schläge. Das Verstehen der Gefühlslage und der Gedanken des Anderen stehen bei
  uns im Mittelpunkt. Lässt sich seine Sichtweise nicht tolerieren oder würden von
  Angehörigen vorgeschlagene Handlungen den Betroffenen in seinem Wohlbefinden
  oder in seinem Selbstbestimmungsrecht einschränken, bieten wir eine andere Sichtweise an und versuchen einen gemeinsamen Kompromiss zu finden.

- Wir erkennen auch die Ursachen für Trauer an, die schon im Leben zu Traurigkeit
  führen können, wie der Abschied oder Verlust von Dingen, Beziehungen, Gewiss-
  heiten oder Gegebenheiten. Gemeinsam mit dem Betroffenen suchen wir nach
  Möglichkeiten, die ihm den Abschied und die Akzeptanz des Verlustes erleichtern
  oder die es ermöglichen können, einen neuen Sinn und einen Ersatz zu finden. Wo
  dies nicht möglich ist, bleiben das verstehende Gespräch und ggf. auch das gemeinsame Aushalten der Trauer als einzige Möglichkeit der Hilfe bestehen.

- Wir bieten dem Sterbenden und seinen Angehörigen Rituale und Unterstützung
  durch andere Berufsgruppen (Seelsorge, Mitarbeiter der sozialen Arbeit) an, die
  eine Trauerbearbeitung ermöglichen und nutzen diese im Bedarfsfall auch selbst.

- Wir verstehen, dass auch bei uns selbst oder bei anderen Mitarbeitern Trauer innerhalb unseres beruflichen Handlungsfeldes entstehen kann und lassen diese zu. In
  der Arbeitsorganisation versuchen wir, den Mitarbeiter zu unterstützen und zu

entlasten, wo immer es möglich ist. Veränderungen der Arbeitsaufteilung in der Bezugspflege, das gemeinsame Gespräch im Team über Menschen, Situationen, Verläufe und Ergebnisse, die trauerverursachend sind, die Möglichkeit ein Gespräch mit einem Seelsorger zu nutzen, die Gelegenheit an der Bestattung teilzunehmen, werden von uns als wichtig angesehen und im Alltag angestoßen bzw. angenommen.

Angehörigenarbeit/Angehörigenbegleitung – mögliche Wertvorstellungen und Handlungen in der Einrichtung

- Angehörige sind bei uns all jene Menschen, die mit dem Betroffenen verwandt oder in einer anderen Art und Weise eng mit ihm verbunden sind.
- Wir verstehen Angehörige als Menschen mit einer mehrfachen Betroffenheit. Sie sind Menschen, die sich in einer Verlustsituation befinden, die ggf. trauern, die Helfende sind oder sein möchten und die sich ggf. auch in ihrer Begrenztheit erfahren. In diesen verschiedenen Rollen versuchen wir den Angehörigen wahrzunehmen und ihm geeignete Unterstützung zu bieten. Wir akzeptieren aber auch, wenn der Angehörige, eine helfende und begleitende Rolle nicht für sich annehmen kann.
- Wir werten unangemessene Reaktionen des Angehörigen als (in der Regel) nicht gegen uns gerichtet, sondern als Ausdruck einer Überbelastung oder eines Hilferufs. Wir antworten nicht mit überzogenen Gegenreaktionen, zeigen Verständnis für die Gefühle und Gedanken des Angehörigen oder lassen diese als gegeben »im Raum stehen«. Wir machen in Extremsituationen aber auch deutlich, dass auch wir Menschen sind, die in einer angemessenen, freundlichen Form angesprochen werden wollen.
- Wir verstehen, dass es zwischen den Sterbenden und dem Angehörigen eine oft jahrzehntelange gemeinsame biografische Prägung gab, die ggf. neben positiven gemeinsamen Erlebnissen oft auch mit Kränkungen, Verletzungen, Trennungen oder anderen negativen Auswirkungen verbunden waren. Die Reaktionen des Angehörigen können somit immer die Ergebnisse dieser gemeinsam gelebten Biografie, hier als Folge einer lebensbiografischen Verletzung im familiären Zusammenleben mit dem Sterbenden, entstehen. Wir versuchen, dem Angehörigen einen Raum und eine Situation zu geben, die ggf. jetzt noch einen gemeinsamen gelingenden Abschied ermöglicht. Wir akzeptieren aber auch, wenn dieser unser Angebot nicht annehmen kann.
- Wir erfragen oder beobachten die Bedürfnisse des Angehörigen in der Begleitsituation und versuchen ihm, soweit dies möglich ist, Unterstützung zu geben. Hierzu gehört, dass wir ihn in den letzten Tagen mit Essen und Trinken versorgen und ihm eine Möglichkeit zur Übernachtung bieten Immer versuchen wir auch im Gespräch, den Anliegen des Angehörigen menschlich zu begegnen und ein offenes Ohr für seine Probleme, Bedürfnisse oder Wünsche zu haben.
- Wir bieten neben der Möglichkeit zu einem gemeinsamen Gebet oder zum Singen eines Kirchenliedes, die Möglichkeit, dass der Angehörige die hauseigene Kapelle

nutzen kann, dass der Seelsorger oder ein Mitarbeiter der Sozialen Betreuung zum Gespräch hinzugezogen werden.
- Wir kondolieren dem Angehörigen nach dem Tod des Betroffenen und laden ihn zum Gedenkgottesdienst ein. Dabei verstehen wir auch Gefühle der Erleichterung, die sich beim Angehörigen entwickeln können, wenn der Abschieds- und Sterbeprozess sich über eine lange Zeit erstreckte, jetzt beendet ist und viele Tränen schon geweint wurden.

Arbeitshilfe 2: Kurzanleitung zur Pflege- und Betreuungsplanung und zur Pflegedokumentation in der Palliativsituation

Ziele einer Pflege- und Betreuungsplanung in stationären Einrichtungen für Menschen in der Palliativsituation

Die Bedürfnisse, Probleme, Ressourcen und Risiken des Bewohners, die für das Angebot einer individuellen, bedürfnissichernden und (möglichst) Risiko reduzierenden Pflege und Betreuung erforderlich sind, sind erkannt und (im Bedarfsfall durch Nachlesen) auch allen Teammitgliedern bekannt. Die Pflege und Betreuung ist auf die individuelle Situation des Bewohners ausgerichtet. In ihr sind die Bedürfnisse des Betroffenen, seine individuellen Vorstellungen und Situationen und seine Präferenzen handlungsleitend genutzt. Der Betroffene kann seine ihm verbleibende Zeit möglichst gut erleben. Ein Sterben in weitgehender Selbstbestimmung ist ermöglicht.

Weitere allgemeine Ziele sind:
- Die Anforderungen einer professionellen Pflege- und Betreuungsplanung, wie sie durch verschiedene Gesetze gefordert ist, sind gewährleistet und erfüllt.
- Pflege und Betreuung erfolgen nicht allein personenspezifisch und zufällig, sondern prozesshaft und geplant.
- Die Philosophie von Palliative Care ist beachtet, entsprechendes Handeln umgesetzt.
- Die Verläufe von Situation, Bedürfnissen, Krankheit, Versorgungssituation und Wohlbefinden sind erkennbar und nachvollziehbar.
- Die Einrichtung verfügt über Nachweise zur juristischen Klärung gegebener Situationen und Angebote.
- Geeignete Informationen zur Eingruppierung/Höherstufung der Pflegestufe/Pflegegrade liegen vor.
- Informationen über Verläufe ermöglichen eine zwischen den Zeiten driftende Reflexion – Wie war es vor wenigen Tagen? Wie ist es jetzt? Wie wird es wahrscheinlich in den kommenden Tagen werden? (Daraus lassen sich dann Handlungsschritte für die Zukunft ableiten.)

Kurzanleitung

Tabelle 6: Kurzanleitung zur Pflege- und Betreuungsplanung

Bereich	Hilfereiche Fragen zum Vorgehen
Die Kernziele der Pflege, der Betreuung und Versorgung des Menschen in einer Palliativsituation sind beachtet und anhand der Prozessplanung erkennbar. (Ob die Ziele beachtet sind, kann mit den Fragen im rechten Feld geprüft werden.)	• Sind die individuellen Bedürfnisse, Probleme, Ressourcen, Ziele und der individuelle Handlungsplan erkennbar? • Wurde alles getan, um Risiken möglichst zu reduzieren, Schäden zu vermeiden, Gesundheit zu erhalten, Wohlbefinden zu erhalten oder wieder herzustellen? • Wurde im Zweifel das Ziel »Wohlbefinden ist weitgehend erhalten oder wieder hergestellt«* als höherwertig eingeschätzt als der Erhalt einer physiologischen Funktion oder als die Vermeidung oder Senkung eines Risikos? • Wird das Selbstbestimmungsrecht des Betroffenen beachtet (so weit wie möglich auch bei einem Menschen mit Demenz)? • Finden alle Maßnahmen unter der Beachtung der Radikalen Orientierung am schwerkranken/sterbenden Menschen statt (insbesondere Beachtung der Individualität und Selbstbestimmung/Ablehnung)? • Liegt eine Patientenverfügung oder eine Versorgungsplanung für die letzte Lebensphase vor oder sollte diese organisiert werden? Sind die Inhalte beachtet? • Sind insbesondere auch Maßnahmen zur Symptomkontrolle integriert (Beobachtung, Einschätzung der Probleme, Dokumentation, Auswertung, Planung und Umsetzung geeigneter Strategien zur Vermeidung, Reduktion oder Behebung der Symptome, Kommunikation mit dem Arzt oder anderen Mitgliedern des interdisziplinären Teams, Umsetzung der Anordnungen, zeitnahe Wirkungskontrolle mit Dokumentation der Ergebnisse, ggf. erneute Kontaktaufnahme)? • Sind auch spirituelle und psychosoziale Anteile beachtet? • Sind die Netzwerkarbeit und die Aktivität im interdisziplinären Team erkennbar und zielgerichtet geplant (geplante Gespräche, Dokumentation der Gespräche, Auswertung der Gespräche und ggf. Einleitung komplexerer Gespräche, Interaktions- oder Kommunikationsformen wie Fallanalyse oder Ethische Fallbesprechung, Pflegevisite)? • Sind auch Handlungen erkennbar, mit denen der Betroffene (und auch ggf. seiner Angehörigen) in seiner Trauerarbeit unterstützt werden soll? Wird hierbei auch die lebensbegleitende Trauer beachtet? • Sind Prozesse der Angehörigenarbeit erkennbar?

* Wie das Wohlbefinden konkret aussehen soll, was es für den Betroffenen bedeutet oder wie sich feststellen lässt, ob das Ziel erreicht ist, muss in der Planung für einen individuellen Menschen konkret benannt werden. Etwa: Frau K. friert nicht, gibt an, dass sie sich in ihrem Bett wohl, warm und gut behütet fühlt.

Bereich	Hilfereiche Fragen zum Vorgehen
1. Stammblatt	• Sind die erforderlichen Stammdaten vorhanden? • Lassen sich Besonderheiten erkennen (Diagnosen, Diagnose Palliative Behandlung ICD Z51.5), ggf. Integration von SAPV, vorhandene Patientenverfügung oder Vorsorgevollmacht? Finden sich hier eindeutige Festlegungen oder bedarf es einer weitergehenden Beratung? Sind die Entscheidungen eindeutig und stimmen sie aktuell noch? • Liegt eine Versorgungsplanung für das Lebensende vor? • Ist die aktuelle Pflegeeingruppierung (Pflegestufe/Pflegegrad) mit Datum erkennbar? Stimmt diese/r noch? • Ist das Palliativnetz eingeschaltet? • Ist erkennbar, ob die Angehörigen am Tag und in der Nacht angerufen werden wollen? • Ist erkennbar, wer in der Sterbephase kommen und begleiten soll (gibt es besondere Wünsche)? • Ist das Bestattungsunternehmen bekannt?
2. Pflegeanamnese (Wurden die wesentlichen Informationen direkt nach Aufnahme abgefragt? Ansonsten sollten sie spätestens innerhalb von drei Tagen vorliegen.)	• Sind alle AEDLs/Lebensbereiche abgefragt und ausgefüllt oder gibt es Kernbereiche? • Lässt es sich erkennen, welche Kompetenzen der Betroffene in der Kommunikation hat? Wichtig ist, die Einschränkungen in jedem Fall einzutragen! Ist es erkennbar, ob der Betroffene im Rahmen der geforderten Selbstbestimmung, Wünsche und Bedürfnisse zeigen/äußern kann, ob er noch Entscheidungen autonom treffen und deren Folgen auch verstehen kann (Entscheidungsfähigkeit)? • Lasen sich Ressourcen und Probleme in ihrem genauen Umfang erkennen (nur wichtig im Hinblick auf die Bereiche, die ein gutes Leben bis zuletzt und einen friedlichen und selbstbestimmten Tod behindern)? • Ist erkennbar, wie sich der Aufnahmezustand des Betroffenen zeigt (Grad der Hilfebedürftigkeit)? • Lassen sich Gewohnheiten, Vorlieben und Abneigungen sowie Rituale erkennen (biografische Daten)? **Wichtig!** In jedem Fall mindestens Schlafgewohnheiten, bevorzugte Liegeposition, Vorlieben beim Essen und Trinken und Vorlieben bei der Körperpflege erfragen! • Ist der spirituelle und psychosoziale Teil der Anamnese erfragt ausgefüllt? Ist es bekannt, was der Betroffene will? Wie sind seine Bedürfnisse nach Gemeinschaft/Integration und Beschäftigung? • Sind Selbsteinschätzungen erkennbar? (Was will der Betroffen? Was ist ihm wichtig? Was will er auf keinen Fall?) • Sind Einschätzungen, Wünsche und Entscheidungen des Angehörigen erkennbar?

Bereich	Hilfereiche Fragen zum Vorgehen
	• Ist der Betroffene in seiner individuellen Situation und mit seiner Selbstbestimmung erkennbar? • Findet sich hier ggf. eine zusammenfassende, pflegefachliche Gesamteinschätzung?
Informationssammlung der SIS (Strukturierte Informationssammlung)	• Hier werden vor allem die Selbstaussagen des Bewohners mit seinen Perspektiven aufgenommen. • In den Themenfeldern werden vorhandene Kompetenzen bzw. Kernprobleme beschrieben. • In der Risikomatrix werden ggf. Risiken angegeben, die nicht zu konkreten Handlungen führen. In diesem Fall muss im entsprechenden Themenfeld eine Begründung dafür erkennbar sein (z.B.: »Im Bereich der Harninkontinenz wünscht Frau K. keine Erhebung und keine Anpassung der aufsaugenden Materialien. Sie ist zufrieden mit der vorhandenen Versorgung.«)
Assessments (Die Anwendung der Assessments erfolgt unter der Beachtung der Vorgaben der Expertenstandards und der einrichtungsinternen Verfahrensanweisungen) **Wichtig!** Werden Assessments nicht angewendet, muss dies explizit in der Dokumentation begründet werden. Der Grund darf hier nicht allein sein, dass sich der Betroffene in der Palliativsituation befindet!	• Sind die Assessments ausgefüllt und das Risiko für den Bereich eingeschätzt? Wurde im Rahmen der pflegerischen Expertise das Risiko weiterhin eingeschätzt? • Wurde geprüft, ob eine weiterführende Beobachtung, Befragung oder ein Protokoll erforderlich ist? • Gibt es zwischen den Bereichen Assessment und pflegerischer Einschätzung Abweichungen? Wurde die pflegerische Einschätzung dann begründet? • Falls der Betroffene es zulässt, ist die Entstehung von Schäden und die daraus resultierenden Folgen wie Schmerzen etc. für den Betroffenen zu beachten. Der Betroffene ist zu beraten. Ihm sind angemessene Maßnahmen (ggf. ein Kompromiss) anzubieten. Werden bei einem vorliegenden Risiko/Schaden keine Maßnahmen angewendet, muss die Begründung in der Planung (und aktuell im Bericht) erkennbar gemacht werden. Hier sind drei Kerngründe zu nennen: 1. Der Betroffene lehnt die Maßnahme trotz Beratung über die möglichen Folgen ab 2. Die in anderen Fällen sinnvolle Maßnahme würde bei diesem Menschen zu neuen Problemen führen, die seine Lebensqualität einschränken könnten (z.B. vollständige Lagerungen in der Finalsituation, Entstehung von Luftnot und Schmerzen). 3. Entsprechend der eigenen pflegerischen Facheinschätzung ist diese Maßnahme jetzt nicht mehr sinnvoll (z.B. Flüssigkeitssubstitution, pharyngales Absaugen in der Finalphase). **Fazit:** Kann ein Risiko erkannt werden, ohne dass ein Handlungsplan zur Eliminierung/Reduktion eingesetzt wird, muss dieses begründet sein.

▶▶

Bereich	Hilfereiche Fragen zum Vorgehen
	• Der Betroffene darf sich auch für eine ungünstige Maßnahme entscheiden, selbst wenn es geeignetere Methoden gäbe, mit denen ein Problem zu beheben oder zu reduzieren wäre. • Wenn ein Assessment oder ein Protokoll keinen Sinn macht, ist dies zu begründen!
Umgang mit Assessments und Protokollen bei SIS	• Diese werden nur nach aktiver Entscheidung durch die Pflegefachkraft angewendet, nicht mehr im Rahmen von Routinen und festen Intervallen. • Besteht eine Übereinstimmung zwischen Aussagen in der Risikomatrix und in den Themenfeldern?
3. Pflegeplanung 3.1 Probleme und Ressourcen und Risiken Findet sich das PESR-Schema? P = Problem (auch Risiko) E = Ethologie S = Symptom R = Ressource	• Sind alle Aktivitätsbereiche bearbeitet? Oder wurde die Planung in einem hauptsächlichen Bereich abgearbeitet? • Wenn ein Betroffener in einem Aktivitätsbereich selbständig ist und keine Hilfe möchte oder benötigt, genügt der Eintrag in der Pflegeanamnese. • Sind die Informationen aus der Anamnese in die Pflegeplanung eingearbeitet oder ist auf diese verwiesen? • Sind die vorhandenen Ressourcen erkennbar (ist es erkennbar, ob er noch selber Wünsche äußern kann und dies auch tut)? • Lässt sich genau erkennen, was der Betroffene kann (Ressource) und was er nicht kann (Problem)? Z.B.: Der Betroffene kann sich nicht selbst waschen (Problem). Er kann sich Gesicht und Hände selbst waschen (Ressource). Er möchte ... (Wünsche/Bedürfnisse). • Sind auch Probleme oder Ressourcen sowie Risiken beschrieben, die nachfolgend zu Maßnahmen der Sozialen Betreuung oder Ergotherapie führen? Kontinuierliche oder wiederholt auftretende Probleme müssen hier benannt werden. • Ist die Ursache des Problems benannt (vgl. PESR-Schema)? Ein Ursachenausschluss ist immer der beste Weg der Lösung. • Sind abweichende Selbsteinschätzungen durch den Betroffenen erkennbar? Ist das beschriebene Problem auch ein Problem des Betroffenen oder eher eins der Pflegenden (wenn der Betroffene in einem Mangelzustand kein Problem sieht, ist das zu dokumentieren)? Z.B.: »Herr P. kann sich nicht alleine duschen und will auch nicht einmal wöchentlich geduscht werden. Das ist ihm zu anstrengend.« • Ist erkennbar, ob das Problem dauerhaft oder nur zeitweise auftritt (Formulierungshilfe: »wiederholtes Auftreten von ...«, »zeitweise auftretendes ...«, »je nach Tagesform ...«)? • Ist es erkennbar, ob die Angehörigen oder primären Bezugspersonen die vom Betroffenen geäußerten Probleme und Anliegen genauso sehen wie er (ansonsten Abweichungen beschreiben)?

Bereich	Hilfereiche Fragen zum Vorgehen
	• Sind Aussagen zu den Risikoeinschätzungen im Bereich Expertenstandards gemacht (das Risiko muss immer benannt werden, es kann allerdings beschrieben sein, dass es für den Betroffenen kein Problem/Anliegen mehr bedeutet)?
	Wichtig! Die Risikoeinschätzung und -benennung ist erforderlich, um sich dann bewusst und gezielt für Maßnahmen zu entscheiden oder ganz bewusst zu beschreiben, warum keine Maßnahmen erfolgen. Immer neben der Aussage zu den Ergebnissen des Assessments eine pflegerische Experteneinschätzung vornehmen!
	• Ist erkennbar, ob die Betreuung ausreichend und gut durch die Familie übernommen und geleistet werden kann oder ob es weiterer Betreuungsangebote durch die Einrichtung oder ergänzende Dienstleister bedarf? • Ist es erkennbar, wenn der Betroffene im Palliativnetz eingeschrieben ist? • Ist es erkennbar, ob ein Palliativmediziner/Schmerztherapeut zusätzlich zum Hausarzt einbezogen ist? • Geeignet im Palliativ-Bereich ist auch der Eintrag: »Je nach Tagesform zeigt sich eine unterschiedliche Problematik im Bereich von ...«
	Besonderheiten: • Sind potenzielle Pflegerisiken erkennbar? Ist z.B. der aktuelle Ernährungszustand erkennbar? Ist es erkennbar, ob das aktuell relevant ist? • Besteht eine Sturzgefährdung, Dekubitusgefahr, Pneumoniegefahr usw.? Die Gefahr sollte erkannt werden – allerdings genügt – wenn keine Maßnahmen erfolgen sollen, der Eintrag im Ziel: Ziel wird nicht verfolgt da Ziel XY eine höhere Priorität hat. • Haben erkannte Defizite, Probleme und Risiken jetzt aktuell für den Betroffenen eine Bedeutung? Sind das Ernährungsmanagement oder der Kontinenzstandard jetzt wichtig? Strebt der Betroffene eine Verbesserung des Zustandes an? Wenn Nein, bitte genau begründen. Dann erfolgen auch keine Maßnahmen. Z.B.: »Aufgrund der fortgeschrittenen Sterbesituation ist die Erhebung der Inkontinenzsituation als nicht mehr wichtig einzuschätzen.«
Problem- und Ressourcenformulierung bei SIS	• Hier findet keine eigene Problem-und Ressourcenformulierung statt. Diese müssen aus den Themenbereichen der SIS erkennbar sein.

▶▶

Bereich	Hilfereiche Fragen zum Vorgehen
Zielformulierung **Wichtig!** Werden ansonsten wichtige und sinnvolle Ziele im Bereich des Risikomanagements nicht verfolgt, muss dies explizit in der Dokumentation begründet werden. Der Grund darf hier nicht allein sein, dass sich der Betroffene in der Palliativsituation befindet!	• Zeigt das Ziel die Formulierung eines Ist-Zustands (eine vorweggenommene Ist-Situation)? Z.B.: »Herr P. isst so viel er will und was er mag. Er fühlt sich nicht bedrängt«, »Frau K. bekommt täglich das Ausmaß und die Art an Pflege, die von ihr festgelegt wird«, »Selbstbestimmung und Handlungsautonomie von Herrn C. sind berücksichtigt, er wird nicht bedrängt.« • Enthält das Ziel ZDF (Zahlen, Daten, Fakten) um es später überprüfen zu können und ist es realistisch? Z.B.: »Frau K. trinkt täglich durchschnittlich 1600–1800 ml.« • Will der Betroffene das Ziel auch erreichen oder zeigt sich ein Abwehrverhalten (dann lieber ein kleineres Ziel nehmen, andere Maßnahmen einsetzen)? Die Lebensqualität hat in der Palliativsituation in jedem Fall Vorrang vor der Erhaltung von Normalität und der Vermeidung von Schäden. • Passt das Ziel zum beschriebenen Problem? Zeigt es eine Verbesserung der dort beschriebenen Situation oder wenigstens einer Erhaltung des beschriebenen Zustands – wenn dies für den Betroffenen wichtig ist? Ist es eher auf den Erhalt oder die Wiederherstellung von Lebensqualität ausgerichtet? • Sind auch Ziele im spirituellen und psychosozialen Bereich relevant und benannt? • Bei Zielen, die eigentlich logisch wären, hier aber nicht mehr sinnvoll sind, eignet sich der Eintrag: Ziel XY hat keine Priorität mehr, weil ... (niemals schreiben: »aufgrund der Palliativsituation ...«. Immer begründen, was die Palliativsituation hier verursacht und was somit der individuelle Grund ist, das Ziel nicht mehr zu verfolgen. Z.B.: »Frau K. hat kein Interesse mehr an der Normalisierung des BMI, sie möchte nur noch essen, worauf sie Appetit hat und wann sie möchte.« • Abwägungs- und Entscheidungsprozesse: Wenn ein Ziel nun gegen ein anderes abgewogen wird und eines der Ziele absoluten Vorrang hat, kann auch dies begründet werden. Z.B.: »Das Ziel ›Erhalt einer intakten Haut, langer Auflagedruck ist vermieden‹ hat nun keine Priorität mehr im Vergleich zum Ziel ›Frau K. liegt ohne Schmerzen und Luftnot‹.« • Ein Ziel kann auch sein: »Betroffener bekommt die Pflege die entsprechend seiner Tagesform und seiner aktuellen Bedürfnislage angemessen ist (von ihm eingeschätzt).« Insbesondere sind Ziele zu folgenden Bereichen zu benennen: • Unterlassung von Maßnahmen, die ansonsten sinnvoll wären: keine Flüssigkeitssubstitution, kein Absaugen, keine Anpassung der Ernährung, keine vollständigen Lagerungen/Bewegungen zur Dekubitusprophylaxe, keine Medikamentenverabreichung (Ausnahmen angeben) usw. sollten begründet und ggf. die Möglichkeit von Kompromisslösungen angestrebt werden.

Bereich	Hilfereiche Fragen zum Vorgehen
Zielformulierung bei der SIS	• Hier fällt die eigentliche Zielformulierung weg. Es wird davon ausgegangen, dass sich die Logik aus der Passung von Problem und Maßnahmen erkennen lässt. In spezifischen Fällen können Ziele auch in der SIS oder in der Maßnahmenplanung angegeben werden.
Maßnahmen	Ist erkennbar: • Was wird gemacht? • Wie oft wird es gemacht? • Werden vielleicht sogar zwei Pflegende benötigt? • Wie wird es gemacht (wenn nicht auf einen Standard verwiesen wird)? • Evtl. womit es gemacht wird (Material)? • Wo wird es gemacht (Lokalisation/Raumangabe, z.B. im Bett oder am Waschbecken, oder Lokalisation am Betroffenen, z.B. bei Wunden genaue Angabe, wo sie sich befinden)? • Bei höherem Zeitaufwand: Angabe der benötigten Zeit. **Wichtig!** Auch Maßnahmen der Sozialen Betreuung/Ergotherapie/Seelsorge sind vorzuplanen: • für regelhaft oder wiederkehrend auftretende Probleme immer, • für Probleme, die je nach Tagesform auftreten, werden keine Maßnahmen vorgeplant (diese sind dann im Bericht zu benennen, durch Angabe des Problems, des Bedürfnisses zu begründen und die Wirkung zu beschreiben), • regelhaft vorgeplante Kommunikationen, z.B. mit dem Arzt bei Visiten, und regelmäßige Gespräche mit den Angehörigen sind vorzuplanen. • Sind die Maßnahmen in jedem Fall so, dass sich erkennen lässt, dass sie auf die individuelle Bedürfnissituation, auf die Entscheidungen durch den Betroffenen, auf Wohlbefinden und Lebensqualität, Selbstbestimmung (und Vermeidung von Schäden, soweit dies möglich und sinnvoll ist) ausgerichtet sind? • Ist die Unterlassung von Maßnahmen/die Möglichkeit der Anpassung begründet (im Problem oder im Ziel)? • Ist es begründet, dass Schritte aus oder sogar ganze Expertenstandards außer Acht gelassen werden? • Sind die Entscheidungen und Prioritäten des Bewohners beachtet und in die Maßnahme integriert? • Ist es erkennbar, wenn zunächst versucht wird eine oder mehrere Maßnahmen durchzuführen, dies aber nicht gelingt, unterbrochen oder gar abgebrochen werden muss (Achtung: Dann die Begründung dafür auch in die Problem- und Zielformulierungen integrieren)?

▶▶

Bereich	Hilfereiche Fragen zum Vorgehen
	• Sind Beratungen (nach der Aufnahme findet immer eine Abstimmung/Beratung über das Vorgehen statt) geplant? Ansonsten sind diese wenigstens im Anschluss zu dokumentieren.
Handlungsplan bei der SIS	Hier gibt es verschiedene Möglichkeiten: • Die Beschreibung wird in einem handlungsleitend beschriebenen Plan vorgenommen. • Die Beschreibung wird nur mit Nennung der Art der Maßnahme vorgenommen. Eine Beschreibung hierzu liegt im Qualitätsmanagementhandbuch vor. Die individuellen Besonderheiten sind in der Maßnahme beschrieben.
Leistungsnachweise Bestätigung	• Sind die vorgeplanten Maßnahmen quittiert? • Sind Abweichungen erkennbar gemacht (zweites Handzeichen)?
Leistungsnachweise in der Verwendung von SIS	• Nur Maßnahmen der Behandlungspflege werden abgezeichnet, ebenso Leistungen durch die Alltagsbegleiter. • Maßnahmen der Grundpflege werden aufgrund des Immer-so-Prinzips* nicht mehr quittiert. • In der ambulanten Pflege werden auch die Leistungen der Grundpflege zu Abrechnungszwecken quittiert.

*   Beim Immer-so-Prinzip wird davon ausgegangen, dass der erstellte Plan immer so ausgeführt wird, wie er beschrieben ist. Abweichungen sind entsprechend im Pflege- und Betreuungsbericht zu quittieren (siehe auch Kasseler-Erklärung).

| 4 Pflegebericht | • Ist der Pflegeprozess als roter Faden erkennbar?
• Lässt sich das Befinden des Betroffenen erkennen (Achtung: Auf die Ziele der Symptomkontrolle und der Radikalen Orientierung am Sterbenden und auf das Wohlbefinden achten.)?
• Wird auf medizinische und pflegerische Probleme reagiert (z.B. auf Blut im Urin, Schmerzen, Fieber etc.)?
• Lässt sich das Symptommanagement erkennen? Sind hier vor allem auch Aussagen des Betroffenen als Selbsteinschätzung erkennbar? Werden bei Maßnahmen zum Symptommanagement die Entscheidungen des Betroffenen berücksichtigt und das Handeln danach ausgerichtet?
• Lassen sich nicht vorgeplante aber aktuell durchgeführte Maßnahmen einschließlich ihrer Wirkung erkennen? Wurden aus dem »Plan für alle Fälle« Maßnahmen erforderlich?
• Lassen sich die Entwicklungen des Betroffenen dann erkennen? Sind bei Veränderungen des Zustands Überprüfungen der Maßnahmen erfolgt und wurde die Planung ggf. angepasst?
• Lässt sich bei erhöhtem Zeitaufwand die tatsächlich erforderliche Zeit erkennen? |

Bereich	Hilfereiche Fragen zum Vorgehen
	• Sind die Zeitabstände der Eintragungen angemessen? • Lassen sich Arztvisiten und deren Auswirkung erkennen? • Finden sich wiederholt Einträge zur Situation des Wohlbefindens und der Lebensqualität (Achtung: Bei Betroffenen mit Bewusstseinsbeeinträchtigungen immer schreiben »zeigt Anzeichen von/wirkt ...« und dann die Anzeichen beschreiben. Bei Betroffenen. mit vorhandener Kommunikationsfähigkeit immer schreiben »laut Aussage von ...« oder »Frau K. sagt ...«)? • Finden sich Eintragungen zur Kommunikation, zur Aktivität und zum Befinden der Angehörigen? Achtung: Sie sind die zweite Gruppe der Betroffenen. • Lassen sich Zusammenhänge zwischen Kontextfaktoren und der Ablehnung oder Zustimmung eines Bewohners erkennen?
Pflegebericht in der Verwendung der SIS	• Abweichungen in der Maßnahmendurchführung werden beschrieben. • Besonderheiten und Entwicklungen werden beschrieben.
5 Evaluation	• Sind die angebotenen und durchgeführten Leistungen hinsichtlich ihrer Wirkung und Eignung evaluiert? Wurden sie angepasst, wenn sie nicht zu der erzielten Wirkung führten? • Erscheint es sinnvoll, dass häufig eingesetzte Bedarfsmaßnahmen künftig als Regelmaßnahmen angewendet werden? • Wurde alles getan, dass der derzeitige Verlauf als »gutes Sterben« bezeichnet werden kann? Kann der Betroffene selbst Aussagen hierzu machen? • Lassen sich Selbsteinschätzungen des Betroffenen zur Zufriedenheit mit der Gesamtversorgung oder mit einzelnen Maßnahmen erkennen? • Lassen sich Aussagen von Angehörigen erkennen? Wie schätzen Sie die Situation des Sterbenden, seines Sterbeverlaufs und die eigene Befindlichkeit ein? Sind sie mit den Angeboten der Einrichtung zufrieden? • Finden sich Aussagen zur Zielerreichung (War die geplante Maßnahme »Gold wert«)? • Finden sich in schwierigen Situationen: a) Fallbesprechungen b) Ethische Fallbesprechungen c) Pflegevisiten am Bett Werden die Ergebnisse dann handlungsleitend für die Pflegeplanung genutzt: PDCA-Zyklus – P = Plan (plane), D = Do (tue es/Umsetzung) C = Check (überprüfe), A = Act (handle/passe es an)

Arbeitshilfe 3: Umgang mit Expertenstandards und anderen Richtlinien/Handlungsanweisungen zu Pflege-, Betreuungs-, Versorgungsmaßnahmen in der Palliativsituation

- Alle Maßnahmen sind darauf ausgerichtet einen zusätzlichen Schaden zu vermeiden und das größtmögliche Wohlbefinden bei Beachtung des Selbstbestimmungsrechts des Menschen zu erreichen.
- Je näher ein Mensch dem Tode steht, umso mehr Gewichtung nimmt das Wohlbefinden gegenüber den sonst üblichen Zielsetzungen ein: Erhalt von Ressourcen, Senkung von Risiken, Vermeidung von Schäden.
- Die Radikale Orientierung erfordert es, dass sich alle Maßnahmen an den Entscheidungen oder Bedürfnissen des Betroffenen orientieren, dass zunehmend nur noch die Handlungen durchgeführt werden, von denen er profitiert und dass alle anderen Maßnahmen abgesetzt werden.
- Der Betroffene soll sich bei vorhandenen kognitiven Fähigkeiten möglichst ganz bewusst (da beraten) für oder gegen eine Maßnahme entscheiden können. Bei nicht ausreichenden kognitiven Fähigkeiten werden die Entscheidungen gemeinsam mit dem Angehörigen, Betreuer oder Bevollmächtigten ausgehandelt. Ggf. wird der Arzt hinzugezogen.
- Es wird geprüft, ob in einer Patientenverfügung oder in einer Versorgungsplanung für die letzte Lebensphase Festlegungen des Betroffenen zum genannten Thema bestehen. Bei kognitiv eingeschränkten Menschen wird im Gespräch mit einem Bevollmächtigten geklärt, wie der mutmaßliche Wille des Betroffenen aussieht. Was würde dieser entscheiden oder sagen, wenn er es könnte?
- Weitere Entwicklungen und Zeichen auftretender Schäden erfordern dann ein Überdenken des bisherigen Vorgehens und ggf. eine Neuausrichtung im Handlungsplan.
- Alle Überlegungs-, Entscheidungs- und Aushandlungsprozesse mit dem Bewohner und/oder den Mitgliedern des interprofessionellen Teams werden gewissenhaft dokumentiert, um auch bei Unterlassungen das fachliche Vorgehen zu belegen.
- Auswirkungen des Handelns und die Entwicklung werden kontinuierlich beobachtet, evaluiert und ggf. der Handlungsplan immer wieder angepasst.
- Alle Maßnahmen, die in den Expertenstandards beschrieben sind, gelten als ein Angebot, welches der Betroffene annehmen oder ablehnen kann. Seine Präferenzen sind zu beachten. Bei Ablehnung einer Handlung ist diese einschließlich der Begründung zu dokumentieren.

Zielgruppe

Die Inhalte dieses Standards gelten für Menschen, die sich in lebensbeendenden Situationen (letzte Tage und Stunden) befinden. Falls möglich, liegt hier die Diagnose Z 51.5 (Palliative Behandlung / Palliative Betreuung) vor. Ansonsten ist die Einschätzung, dass eine Palliative Situation vorliegt entweder in der Pflegeanamnese/Informations-sammlung vonseiten der Pflegenden oder im Dokument »Ärztliche Kommunikation« beschrieben.

Ziele
- Ein Risiko ist eingeschätzt und so weit wie möglich reduziert.
- Der Bewohner erhält nur die Maßnahmen, die sein Wohlbefinden so weit wie möglich erhalten oder wieder herstellen
- Der Betroffene fühlt sich als Experte seines eigenen Lebens angenommen, er erkennt, dass seine Präferenzen und seine Entscheidungen akzeptiert und bei der Handlungsplanung und -umsetzung beachtet werden.
- Die Angehörigen sind beachtet und erfahren ebenfalls Unterstützung.
- Das fachliche Handeln ist an die spezifischen Bedürfnisse des Betroffenen und an die jetzt zielführenden Erfordernisse der Lebensendsituation angepasst.
- Die Grundlagen und Begründungen des veränderten Handelns oder von Unterlassungen sind nachvollziehbar und belegen die Umsetzung der spezifischen Palliative-Care-Ausrichtung. Die Vorwürfe eines fahrlässigen Verhaltens sind auszuschließen, da das Risiko erkannt und beschrieben und die Begründungen für die Unterlassung erkennbar gemacht wurden.

Maßnahmenplanung und Anwendung
Zur Erhaltung des Wohlbefindens:
- Alle Handlungen werden auf die Bedürfnisse und das Wohlbefinden des sterbenden Menschen ausgerichtet.
- Der Betroffene erhält nur noch solche Maßnahmen, von denen er profitiert, die für ihn einen Gewinn bedeuten. Maßnahmen, die zu weiteren Problemen führen oder die jetzt aufgrund einer fortgeschrittenen Sterbesituation nicht mehr sinnvoll erscheinen, werden abgesetzt, reduziert oder verändert.

Zur Beachtung der Radikalen Orientierung am Sterbenden:
- Vor jeder Maßnahmenanwendung wird die Einwilligung des Betroffenen durch Befragung oder Beobachtung von Hinweisen und Anzeichen eingeholt. Bei Abwehrverhalten oder negativen Auswirkungen auf das Wohlbefinden, wird die Maßnahme sofort unterbrochen.
- Immer wird nach Ursachen für eine Ablehnung oder für eine Einschränkung des Wohlbefindens gesucht. Diese sind möglichst auszuschließen (z.B. bei Schmerzen bei der Mundpflege: Absprache mit dem Arzt zur Verordnung schmerzlindernder Lösungen, die vor der Mundpflege angewendet werden) oder durch eine Veränderung der Handlung zu beheben.
- Alternativen oder Kompromisse werden angeboten.
- Bei gravierender Abwehr, deutlicher Verneinung des Betroffenen gegenüber der Durchführung der Maßnahme, ist diese zu unterlassen.

- Kognitiv fähige Menschen werden über die Auswirkung der Unterlassung beraten, in einem gemeinsamen Aushandlungsprozess wird nach Alternativen gesucht.
- Angehörige und/oder Betreuer werden über dauerhafte Ablehnung oder über Begründungen für nicht durchgeführte Maßnahmen informiert, gemeinsam wird ein Konsens gesucht.
- Entsprechen die vereinbarten oder angewendeten Handlungen nicht den Vorgaben der Expertenstandards, der Einrichtung oder anderen Empfehlungen/Richtlinien, wird eine genaue Begründung für deren Einsatz bzw. für die Abweichung vorgenommen.
- In komplexen oder gefährlichen Situationen wird eine Fallbesprechung/Ethische Fallbesprechung durchgeführt. Es wird ein Konsens zwischen den Beteiligten (Bewohner, Angehörige/Betreuer, Arzt, Pflegeteam) angestrebt.

Bei Unterlassungen:
- Insbesondere bei Unterlassungen erfolgt eine Beobachtung der Auswirkungen. Bei ersten Anzeichen eines eintretenden Schadens, wird das Vorgehen erneut evaluiert, Veränderungen werden besprochen und folgend der Handlungsplan geändert oder schriftlich begründet belassen.

Erfordernisse im Bereich der Krankenbeobachtung
- Das individuelle, aktuelle Risiko wird eingeschätzt und nachvollziehbar beschrieben.
- Individuelle Vorlieben, Abneigungen, Rituale (z. B. Schlafpositionen) werden beschrieben und folgend als Grundlage für die Planung genutzt.
- Alle Maßnahmen im betreffenden Bereich sind unter der Beachtung des Risikos aber vor allem unter Berücksichtigung der Bedürfnisse, der aktuellen Gesamtsituation und des Wohlbefindens des Bewohners und unter Beachtung seiner Selbstbestimmung geplant.
- Vor der Anwendung befragt oder beobachtet der Mitarbeiter den Bewohner und handelt mit ihm ein angemessenes Vorgehen aus.
- Ablehnungen oder das Entwickeln für den Bewohner nicht tolerierbarer Zustände/ Symptome werden beobachtet, erkannt, beschrieben und führen zu einer Änderung der angestrebten und ggf. geplanten Maßnahme (Abbruch, Unterbrechung mit Pause, Veränderung der Maßnahme, erneuter Versuch zu einem späteren Zeitpunkt).
- Veränderungen, ein sich veränderndes Risiko, Anzeichen eines entstehenden Schadens werden beobachtet (bei jedem Kontakt) und bei ihrem Auftreten dokumentiert. Das führt zu einer erneuten Überprüfung des bisherigen Vorgehens und zu Überlegungen, wie aktuell und fortlaufend weiter vorgegangen werden soll.
- Alle Beobachtungen werden mit ZDF (Zahlen, Daten, Fakten) dokumentiert.

Erfordernisse im Bereich der Dokumentation

Hier ist zu klären, welche Aspekte im Bereich der Planung und Dokumentation in dieser Palliativsituation besonders, oder über das normale Maß hinausgehend zu beschreiben sind.

- Vorlieben, Abneigungen, Gewohnheiten, Rituale, die zur Erhaltung des Wohlbefindens nun besonders wichtig sind.
- Individuelle Maßnahmen sind nun besonders wichtig.
- Aussagen des Betroffenen (möglichst in wörtlicher Rede) oder Anzeichen, die auf eine Ablehnung gegenüber empfohlenen und angebotenen Maßnahmen hinweisen.
- Der Aushandlungsprozess zusammen mit dem Betroffenen (bei kognitiv fähigen Menschen) und die gemeinsam getroffene Entscheidung (Pflegebericht oder Beratungsblatt).
- Begründungen für Unterlassungen, angebotene Kompromisse und Alternativen und die folgende Reaktion des Bewohners. Wirkung der Kompromisse und/oder Alternativen.
- Ggf. Beratung/Information von Angehörigen, Betreuern, Bevollmächtigten, wenn eine umfassende Maßnahme zur Vermeidung/Behebung des Risikos im genannten Bereich nicht durchgeführt werden kann oder sich trotzdem Probleme entwickeln.
- Rücksprachen, Klärungsprozesse mit anderen Mitgliedern des interprofessionellen Teams oder des Netzwerks (geteilte Verantwortung), z. B. mit Arzt, Physiotherapeut.
- Auswirkungen der Maßnahmen oder der Unterlassungen auf das Wohlbefinden.
- Beachtung des Selbstbestimmungsrechts des Betroffenen.

Kommt es durch eine **Unterlassung zum Auftreten weiterer Probleme oder eines Schadens** im genannten Bereich, so ist erneut zu klären, ob es weiterhin bei einer Unterlassung bleiben soll. Hier sind folgende Dokumentationen wichtig:

- Beschreibung der Erkenntnis, dass das Auftreten des Problems mit der nicht angewendeten/unterlassenen Maßnahme zusammenhängt oder
- Beschreibung, dass der aufgetretene Schaden durch eine andere Ursache Bedingung ausgelöst bzw. mit beeinflusst wurde.
- Beschreibende Erklärung, dass der Schaden nicht zu verhindern war (Selbstbestimmungsrecht, krankheits-, therapie- oder situationsbedingte Ursachen prüfen und benennen).
- Beschreibung der Überlegung, warum weiterhin – trotz des aufgetretenen Problems – die Unterlassung fortgesetzt wird oder
- wie der Handlungsplan verändert wird und warum.
- Beschreibung, ob Kompromisse oder Alternativen angeboten/angewendet wurden und welche Reaktion der Betroffene darauf zeigt (Annahme oder Abwehr?), welche Wirkung sich beobachten lässt.
- Beschreibung, wenn mit anderen Partnern des Netzwerks der aufgetretene Schaden besprochen und das mögliche weitere Vorgehen gemeinsam entschieden wurde

(geteilte Verantwortung). Beschreiben, mit wem, was gemeinsam besprochen und entschieden wurde und welche Gründe für diese getroffene Entscheidung sprachen.

- Beschreibung der weiteren Entwicklung (und der immer wieder neu geführten Reflexion).
- Eine durchgeführte Fallbesprechung zeigt, dass hier multiperspektivisch und systematisch das Problem analysiert und nach Lösungen gesucht wurde. Dies reduziert den Verdacht der Fahrlässigkeit.

Zuständigkeiten und Verantwortlichkeiten

Pflegefachkraft:

- Einschätzung des Risikos, Klärung der Präferenzen des Bewohners, Erstellung einer zielgerichteten und professionellen (die Spezifika der Palliativsituation beachtende) Prozessplanung
- Falls erforderlich: Organisation erforderlicher Hilfsmittel oder Integration von Netzwerkpartnern
- Information der übrigen Mitarbeiter über die bestehende Situation und über erforderliche bzw. zu unterlassende oder geplante Handlungen
- Ggf. Koordination der Leistungen der verschiedenen Mitarbeiter/Berufsgruppen (Netzwerkpartner)
- Erstellung des »Plans für alle Fälle« gemeinsam mit dem Arzt
- Gemeinsame Evaluation mit den übrigen Mitarbeitern
- Professioneller Austausch mit dem Arzt und den Netzwerkpartnern
- Dokumentation aller organisatorischen Handlungen und deren Auswirkungen
- Künftig: nach Beratung, zu Beginn des pflegerischen Auftrags und gemeinsam mit dem Bewohner – Erstellung einer Versorgungsplanung am Lebensende

Pflegehilfskraft:

- Ausführung der Handlungen gemäß Absprachen mit der Pflegefachkraft und entsprechend der Prozessplanung
- Beobachtungen zum Wohlbefinden des Betroffenen, zu seinen Reaktionen und Verhaltensweisen auf angebotene Maßnahmen, Wohlbefinden, Entwicklungen des Zustandes, Bedürfnisse und Präferenzen des Bewohners mit anschließender Dokumentation
- Information der Pflegefachkraft bei auftretenden Veränderungen des Betroffenen oder seiner Funktionen und Zustände
- Dokumentation der Reaktionen des Bewohners auf angebotene oder durchgeführte Maßnahmen

Die Pflegefachkraft oder die Palliative-Care-Expertin ist verantwortlich und zuständig für die Prozesssteuerung. Alle übrigen Mitarbeiter klären im Bedarfsfall mit ihr zusammen das weitere Vorgehen und/oder führen Maßnahmen aus.

Arbeitshilfe 4: Begründungsstränge bei Unterlassung ansonsten sinnvoller oder vorgeschriebener Maßnahmen

Generell: Zunächst einmal gibt es in der professionellen Pflege klare Vorstellungen über ein richtiges Vorgehen, über Maßnahmen, die vorgeschrieben oder empfohlen sind. Werden diese unterlassen, sollten die fachlichen Begründungen hierfür erkennbar sein, damit nicht der Eindruck eines unprofessionellen Vorgehens entsteht. Um den möglichen Vorwurf der Fahrlässigkeit auszusetzen, müssen …

1. Risiken oder Veränderungen gesehen, fachlich eingeschätzt und benannt (dokumentiert) werden,
2. Handlungsangebote zur Behebung derselben angeboten oder im Rahmen der fachlichen Einschätzung begründet unterlassen werden. In diesem Fall sind Alternativen oder Kompromisse anzubieten. Ablehnungen des Bewohners werden im O-Ton dokumentiert.

Folgende Begründungsstränge können bei Unterlassungen herangezogen werden:

Begründungsstrang	Beispiel	Anforderung an die Dokumentation
1. Der Betroffene ist selbstbestimmt, entscheidungs- bzw. einwilligungsfähig und kann selbst bestimmen, was er möchte und was er nicht zulässt. Bei Menschen mit Kommunikationseinschränkungen sind die Indizien (= Anzeichen), die auf eine Ablehnung hinweisen, konkret zu beschreiben. Immer ist zu prüfen, ob es sich um ein Nicht-Wollen oder um ein Nicht-Können handelt. Verschiedene Möglichkeiten müssen zunächst angeboten werden, ehe von einem Nicht-Wollen auszugehen ist. Diese sind einschließlich der Reaktion mit ZDF (Zahlen, Daten, Fakten) zu dokumentieren.	Siehe Punkt 2 (nächste Zeile)	**Generell:** **Die Fähigkeit zur Selbstbestimmung darstellen!** Da eine Ablehnung grundsätzlich an das individuelle Recht der Selbstbestimmung gebunden ist und dieses Recht auch ein Recht auf Selbstgefährdung beinhaltet (außer, wenn der Betroffene sich akut lebensbedrohlich oder andere gravierend gefährdet), sollten die Ressourcen des Betroffenen, selbst zu bestimmen, beschrieben sein: **Beispiel:** »Herr … kann Beratungen noch verstehen, kann Zusammenhänge erkennen und auch die Folgen der eigenen Entscheidung verstehen und verantworten.« (Umfassende Ressourcen sind vorhanden.) **Beispiel:** »Frau … kann anhand folgender Reaktionen (hier Reaktionen beschreiben) zeigen, wenn sie etwas nicht will oder will.« Beschreibung dieser Kompetenz **a)** In der SIS im Themenfeld »Kognitive und kommunikative Fähigkeiten« **b)** Im AEDL-System im Bereich »Kommunizieren können«

▶▶

Begründungsstrang	Beispiel	Anforderung an die Dokumentation
2. Fehlende Einwilligung: **a) Der Betroffene will es nicht und untersagt entsprechende Handlungen.** Eine solche Untersagung kann mündlich (Was sagt er genau? Wörtliche Rede nutzen.), durch gezeigtes Verhalten (Was macht er genau? Woran lässt sich die Absage erkennen?) oder durch schriftlich verfügte Bestimmungen (Patientenverfügung) sowie durch früher gegenüber nahestehenden Personen mündlich ausgesprochenen Willensbekundungen erfolgen. **b) Der Wille des Betroffenen wird durch einen Bevollmächtigten vertreten und dieser untersagt eine Handlung.** Hier ist der Betreuer oder Bevollmächtigte gemeint. Der Betreuer oder Bevollmächtigte hat die juristische Vertretung des Willens des Betroffenen übernommen.	**Beispiele a):** • Dem Betroffenen wird wöchentlich die Möglichkeit zum Duschen angeboten, er lehnt dieses jedoch ab. • Dem Betroffenen werden verschiedene Angebote zur Beschäftigung gemacht, er lehnt diese ab (Wie?), will in seinem Zimmer bleiben. • Der Betroffene hat in seiner Patientenverfügung festgelegt, dass er im Falle einer fortschreitenden Herzinsuffizienz nicht an ein Beatmungsgerät angeschlossen werden möchte. **Beispiele b):** • Der Betroffene hat dem Betreuer/Bevollmächtigten zu einem früheren Zeitpunkt erklärt, in welche Maßnahmen er später / in bestimmten Situationen nicht einwilligen würde. • Der Betreuer kennt den mutmaßlichen Willen des Betroffenen und kann diesen nachvollziehbar beschreiben.	**Aussagen des Betroffenen sollten wortwörtlich in der Informationssammlung, in der Problembeschreibung oder bei akuter Äußerung im Pflegebericht**, falls im Rahmen der Beratung geäußert, vermerkt werden. **Beispiele:** • »Herr … sagte heute, dass er nicht duschen möchte. Das sei ihm zu anstrengend. Ablehnung wurde akzeptiert.« • »Nach Aussage von Frau … möchte sie nicht ins Krankenhaus. Sie möchte, dass der Hausarzt kommt und will auch die beiden Stunden Wartezeit aushalten.« **Anzeichen,** anhand derer sich eine Abwehr/Ablehnung gegenüber einer Maßnahme erkennen lässt, werden **unter der Angabe der Situation,** der erkannten Anzeichen (Was zeigte sich genau im Bereich von Mimik, Gestik, Verhalten?) und der angebotenen Kompromisse oder Alternativen einschließlich der dann erkennbaren Anzeichen beschrieben (Pflegebericht). Zeigt sich die Ablehnung wiederholt, wird der Zusammenhang in der Problembeschreibung benannt (als Ursache im PESR-Schema oder bei der SIS im entsprechenden Themenfeld). **Beispiele:.** • »Frau … zeigte wiederholt durch Schließen des Mundes und Zusammenpressen der Lippen, dass sie nicht trinken wollte. Hierbei schaute sie mich ganz direkt an und schob auch meine Hand mit dem Glas weg.« • »Herr … zeigte einen gequälten Gesichtsausdruck, zusammengezogene Augenbrauen, als …« Bei **Entscheidungen durch den Betreuer/ Bevollmächtigten**: • Woher weiß dieser, was der Betroffene will? • Stellt er eine Aussage / mutmaßliche Einwilligung / Absage aus der Betroffenenperspektive dar oder weil er es selbst so sieht?

▶ ▶

Begründungsstrang	Beispiel	Anforderung an die Dokumentation
		• Ist davon auszugehen, dass die Entscheidung des Betreuers mit dem mutmaßlichen oder früher geäußerten sowie mit dem jetzt, ggf. anhand des Verhaltens erkennbaren Willen, des Betroffenen übereinstimmt? Wenn ja,, wieso? **Beispiele:** • In Absprache mit Betreuer Herrn X. sollen Positionswechsel im Rahmen der Dekubitusprophylaxe nur dann angewendet werden, wenn Frau ... hierbei keine Schmerzen zeigt und keine Luftnot bekommt. • Nach Absprache mit Frau Y (Tochter von Frau ...) soll die Mutter keine PEG bekommen. Sie habe früher ausgesagt, dass sie nicht an Schläuchen hängen und nicht künstlich ernährt werden möchte, wenn sie schwerkrank oder sterbend ist.
3. Abwägung interdependenter Auswirkungen (Wechselwirkungen) einer Maßnahme Die Maßnahme, die eigentlich vorgeschrieben, sinnvoll oder gut wäre, aber hier – bei diesem Betroffenen – zu einem anderen Problem führen würde, welches ebenfalls große Auswirkungen hätte, kann hier als nicht uneingeschränkt gut eingeschätzt werden. In der Abwägung mit dem anderen, wahrscheinlich auftretenden Problem, wird die Sinnhaftigkeit abgewertet.	**Beispiele:** **Einsatz d. Hüftprotektors nicht sinnvoll** Der Hüftprotektor, der eigentlich die Gefahr der Hüftgelenksfrakturen reduzieren soll, führt bei Frau... zu einer Inkontinenz, weil sie die Hose zum Toilettengang nicht mehr schnell genug heruntergezogen bekommt. Schließlich entwickelt sie Panik, wenn der Harndrang kommt. Sie hat Angst zur Toilette zu müssen und ist daher noch stärker sturzgefährdet als zuvor. Beide Risiken müssen gegeneinander abgewogen werden.	Der Abwägungsprozess muss erkennbar sein. Beide oder mehrere Argumente müssen erkennbar sein. Die dann getroffene Entscheidung muss logisch nachvollziehbar sein. Es muss sich erkennen lassen, dass die beschlossene Unterlassung das Ergebnis eines professionellen Abwägungsprozesses war und nicht aufgrund einer Nachlässigkeit entstand. **Beispiel:** **Problem:** Frau K. ist sturzgefährdet aufgrund von... Risiko ist nicht zu beheben, weil ... Der Hüftprotektor führt zu einem gesteigerten Sturzrisiko, weil Frau ... die Hose auf der Toilette allein nicht schnell genug ausgezogen bekommt, Angst hat einzunässen und nun bei Harndrang noch schneller zur Toilette läuft. Der Hüftprotektor ist daher nicht im Einsatz.

▶▶

Begründungsstrang	Beispiel	Anforderung an die Dokumentation
	Gruppenangebote machen Angst Eine an sich als sinnvoll eingeschätzte Betreuung in einem Gruppenangebot führt bei Herrn ... zu einer schizophreniebedingten Panik (Verfolgungswahn). Hier müssen beide Situationen und Gefährdungen (Gefahr der sozialen Isolation / Gefahr der Panikentstehung) gegeneinander abgewogen werden. **Das gravierendere Problem führt zur Entscheidung**.	**Beispiel (im AEDL-System):** **Problem:** »Gefahr der sozialen Isolation, da Herr ... aus eigenem Antrieb keinen Kontakt zu anderen Menschen aufnimmt. Er kann an Gruppenangeboten nicht teilnehmen, da er im Zusammensein mit mehreren Menschen in Gruppenangeboten der Sozialen Betreuung sofort unter Verfolgungswahn leidet und glaubt, dass man ihn vergiften wolle. Nach eigener Aussage bekommt er sofort Herzrasen und Angst. **Ziel:** Die Gefahr der sozialen Isolation ist reduziert. Die Gefahr der Entstehung von Wahn in Gruppen ist erkannt und beachtet, Herr ... wird hier nicht fremdbestimmt. Herr ... erfährt in der Einzelbetreuung einen sozialen Kontakt, der für ihn befriedigend ist (erkennbar an einem zufriedenen, entspannten Gesichtsausdruck). **Maßnahme:** Tägliches Einzelangebot. Durchschnittlich einmal pro Woche nach seinem Befinden und nach seiner Zufriedenheit mit dem Angebot fragen. Auf Anzeichen von Panik achten.
4. Andere Prioritäten haben Vorrang, da die Bewohnerin/der Bewohner sich in der Sterbesituation befindet und alles getan werden soll, was das Wohlbefinden erhält, steigert oder wieder herstellt.	**Beispiel:** **Dekubitusgefahr in der Sterbesituation** Es besteht eine gravierende Dekubitusgefahr, weil Frau ... nur noch in der Rückenlage/Oberkörperhochlage ohne Luftnot und Schmerzen liegen kann.	**Problem:** Es besteht eine gravierende Dekubitusgefahr, weil Frau ... nur noch in der Rückenlage/Oberkörperhochlage ohne Luftnot und Schmerzen liegen kann. Beim vollständigen Lagern in der 90-Grad-Seitenlage bekommt sie Luftnot und Schmerzen (bestehende Palliativsituation). Die Dekubitusgefahr kann nicht effektiv behoben, allenfalls reduziert werden **Ziel:** Das Liegen ohne Luftnot und Schmerzen, der weitgehende Erhalt von Wohlbefinden werden als oberstes Ziel angestrebt. Die weiterhin bestehende Dekubitusgefahr wird aufgrund der fortgeschrittenen Sterbesituation und der spezifischen Ziele von Palliative Care ganz bewusst in Kauf genommen.

Begründungsstrang	Beispiel	Anforderung an die Dokumentation
		Das Selbstbestimmungsrecht und die Ablehnung gegenüber der Maßnahme sind akzeptiert, Frau … wird nicht fremdbestimmt (= Prinzip: Radikale Orientierung am Sterbenden ist beachtet). Die Dekubitusgefahr ist reduziert. **Maßnahme:** Bei jedem Pflegekontakt in Absprache mit Frau … die für sie bequeme Lagerung/Position klären und helfen, diese einzunehmen. Mikrolagerungen anbieten, Ablehnung jedoch akzeptieren, bei erkennbaren Hautrötungen erneut Beratung anbieten, neue Abstimmung mit Frau … vornehmen. Hautkontrolle mindestens einmal am Tag (wenn möglich).
5. Beurteilung im Rahmen der pflegerische Expertise = Pflegefachliche Einschätzung Die zur Verfügung stehende oder ansonsten als sinnvoll eingeschätzte Maßnahme wird im Rahmen der pflegerischen Expertise (Facheinschätzung der Pflegefachkraft) als nicht oder als nicht mehr sinnhaft eingeschätzt.	**Beispiele:** **Kontinenzprotokoll** Die Erstellung eines Kontinenzprotokolls erscheint in einer fortgeschrittenen Sterbesituation nicht mehr sinnvoll, da die gewonnenen Erkenntnisse keine Maßnahmen mehr ermöglichen, die für den Sterbenden einen Benefit bringen. **PEG-Anlage:** Die Anlage einer PEG kann als zweifelhaft angesehen werden, wenn sich keinerlei Anzeichen für das Bestehen von Wohlbefinden/Lebensqualität beim Betroffenen erkennen lassen und/oder sich der Betroffene früher nicht für bzw. gegen diese Maßnahme ausgesprochen hat. Die Anwendung einer bestimmten Maßnahme macht keinen Sinn, wenn der Betroffene ständig davon berichtet, dass er biografisch immer eine andere Maßnahme genutzt hat, diese wirkungsvoll war und er eigentlich auch lieber diese nutzen würde (Berücksichtigung biografischer Vorlieben, Abneigungen, Gewohnheiten).	Die Begründung für die pflegefachlich eingeschätzte und entschiedene Unterlassung muss erkennbar sein: **Beispiel:** »Die Maßnahme XY wird nicht angewendet weil …« (Die Begründungen ergeben sich zum Teil wieder aus den oben genannten Argumenten.)

▶▶

Begründungsstrang	Beispiel	Anforderung an die Dokumentation
	Die Anwendung einer Maßnahme ist nicht sinnvoll, wenn dadurch das Wohlbefinden in erheblichen Maße eingeschränkt wird. Die Anwendung einer Maßnahme ist nicht sinnvoll, wenn ein Alternativangebot im individuellen Fall die bessere Alternative zu sein scheint (so z.B. zu einer guten Wirkung führt).	

Arbeitshilfe 5: Pflegevisite in der Palliativ-Situation

Dieser Teil der Pflegevisite wird ergänzend zur sonstigen Pflegevisite oder isoliert und nur bezogen auf die Palliativsituation durchgeführt.

O Pflegevisite ergänzend zur herkömmlichen Pflegevisite
O Isolierte Palliativ-Pflegevisite

Datum: _____   Durchführender _____

Weitere Anwesende _____

Frage/Prüfkriterium	Ja	Nein	Bemerkungen
1 Bereich Symptomkontrolle (An dieser Stelle wurden die beiden Säulen »Radikale Orientierung am Sterbenden« und »Symptomkontrolle« in der Reihenfolge vertauscht, da die gelingende Bewältigung von Symptomen, die die Lebensqualität einschränken, Voraussetzung für alle weiteren Prozesse ist.)			
1.1 Sind die Lebensqualität einschränkende Symptome vorhanden? Wenn ja, welche? Einschätzung Betroffener: Einschätzung Pflegekraft:			
1.2. Kann der Betroffene selbst Maßnahmen nennen oder anwenden, die seine Symptome lindern können? (Erfahrungen)			
1.3. Könnten die Symptome möglicherweise besser medizinisch therapiert werden (Einschätzung der Pflegekraft)? Wenn ja, wodurch?			

▶▶

Frage/Prüfkriterium	Ja	Nein	Bemerkungen
1.4 Lässt sich die Situation möglicherweise durch pflegetherapeutische oder psychosoziale, spirituell-religiöse Maßnahmen erleichtern? Durch welche? Wer ist zu informieren?			
1.5 Ist ein Palliativmediziner/Schmerztherapeut bereits hinzugezogen? Ist der Betroffene im Palliativnetz eingeschrieben? Welches weitere Vorgehen ist sinnvoll?			
1.6 Führen derzeit medizinische oder pflegerische Maßnahmen zu unangenehmen, nicht tolerierbaren Nebenwirkungen? Wenn ja, zu welchen?			
1.7 Ist jedes Vorgehen an den Entscheidungen des Betroffenen ausgerichtet (Radikale Orientierung am Sterbenden)?			
1.9 Finden erneute Kontakte/Klärungen mit Netzwerkpartnern statt, wenn Symptome nicht ausreichend behandelt erscheinen? (PDCA-Zyklus) Wenn ja, mit welchen?			
Weiteres ...			
2 Bereich Radikale Orientierung am Sterbenden			
2.1 Sind die Bedürfnisse des Bewohners zu seiner Situation und zu Maßnahmen erfragt und in der Planung und Durchführung berücksichtigt? Gibt es eine Versorgungsplanung für die letzte Lebensphase oder ist diese noch zu organisieren?			
2.2 Sind auch Bedürfnisse zur spirituellen Situation erfragt?			
2.3 Sind auch Bedürfnisse und Entscheidungen zu psychosozialen Bereichen erfragt und berücksichtigt?			

▶▶

Frage/Prüfkriterium	Ja	Nein	Bemerkungen
2.4 Ist es erkennbar, dass bei Ablehnung durch den Betroffenen Maßnahmen unterlassen, reduziert oder zu einem späteren Zeitpunkt erneut angeboten werden?			
2.5 Werden bei Ablehnung/Einschränkung gegenüber Maßnahmen die Bedürfnisse des Betroffenen anerkannt auch wenn die Angehörigen anderer Meinung sind?			
2.6 Ist es in der Dokumentation einschließlich Begründung erkennbar, wenn Maßnahmen, die ansonsten sinnvoll/notwendig wären, hier unterlassen werden?			
2.7 Ist der Betroffene immer wieder über seinen Zustand, seine Entwicklung und über Möglichkeiten der Hilfe beraten worden, und sind seine Entscheidungen handlungsleitend?			
2.8 Bleibt der Betroffene bei seinen in der Patientenverfügung festgelegten Entscheidungen? Und: Gibt es eine Versorgungsplanung für das Lebensende?			
2.9 Hat der Betroffene aktuell neu aufgetretene Anliegen?			
2.10 Welche Entscheidung/Bedürfnisse müssen bei der auftretenden Frage nach einer möglichen Krankenhauseinweisung beachtet werden (Was will er? Gibt es hierzu Festlegungen in der Versorgungsplanung für das Lebensende)?			
2.11 Welche Einstellung zeigt der Betroffene gegenüber lebensverlängernden oder lebenserhaltenden Maßnahmen? (Konkret angeben, welche.)			
2.12 Stimmen die Angehörigen mit dieser Einschätzung überein oder gibt es Meinungsverschiedenheiten?			
Weiteres ...			

▶▶

Frage/Prüfkriterium	Ja	Nein	Bemerkungen
3 Bereich Netzwerkarbeit			
3.1 Sind erforderliche Netzwerkpartner ausreichend in die Pflege, Betreuung, Therapie und Versorgung einbezogen? Wenn ja, welche?			
3.2 Ist es sinnvoll, zusätzliche Netzwerkpartner einzubeziehen? Wenn ja, welche? Und wofür?			
3.3 Lassen sich ausreichende Informations- und Kommunikationsprozesse erkennen/nachweisen?			
3.4 Findet sich der »Plan für alle Fälle« bzw. eine Anordnung von Bedarfsmedikationen für zu erwartende Probleme?			
3.5 Hat der Arzt mit dem Betroffenen über seine Situation gesprochen?			
3.6 Sind die Angehörigen ausreichend vom Arzt über die bestehende und die künftige Situation informiert?			
Weiteres ...			
4 Bereich Qualitätsmanagement			
4.1 Erscheint die Durchführung einer Fallbesprechung/Ethischen Fallbesprechung zurzeit sinnvoll, um komplexe Probleme zu klären? Wenn ja, welches Problem bzw. welche Fragestellung?			
4.2 Finden Evaluationen in einem angemessenen Zeitintervall statt, und lässt sich die prozesshafte Nutzung der Erkenntnisse erkennen?			
4.3 Lässt sich bei der Evaluation erkennen, ob alles Mögliche/Sinnvolle getan wurde, damit der Betroffene möglichst gut leben und in Frieden sterben kann?			

▶▶

Frage/Prüfkriterium	Ja	Nein	Bemerkungen
4.4 Ist die PDL über gefährliche/konfliktreiche Situationen informiert oder besteht Klärungs- oder Informationsbedarf?			
4.5 kann die bestehende Situation durch weitere Prozesse des Qualitätsmanagements verbessert werden?			
5 Bereich Trauerarbeit			
5.1 Werden dem Betroffenen Gespräche und andere Maßnahmen zur Verarbeitung seiner Trauer/Verluste angeboten?			
5.2 Möchte der Betroffene weitere Maßnahmen des seelsorgerlichen Bereichs in Anspruch nehmen (Wer soll was machen?).			
5.3 Wünscht der Betroffene bei Problemen im familiären Bereich ein unterstützendes Gespräch?			
5.4 Möchte der Betroffene etwas klären oder organisieren, was seinen Tod oder die Zeit danach betrifft?			
5.6 Sind die Angehörigen in ihrer spezifischen Trauersituation wahrgenommen, sind entsprechende Angebote für sie erkennbar (oder besteht Ablehnung der Angehörigen)?			
Weiteres ...			
6 Bereich Angehörigenarbeit			
6.1 Hat der Betroffene Anliegen im Hinblick auf seine Angehörigen?			
6.2 Haben die Angehörigen Bedarfe oder Anliegen, die die Einrichtung erfüllen kann? Wenn ja, welche?			
6.3 Sind die Angehörigen einbezogen und ausreichend informiert?			

▶▶

Frage/Prüfkriterium	Ja	Nein	Bemerkungen
6.4 Benötigen die Angehörigen eine zusätzliche Begleitung durch den ambulanten Hospizdienst?			
6.5 Benötigen die Angehörigen ein Gespräch mit dem Palliativmediziner/Schmerztherapie? Oder mit einem anderen Netzwerkpartner?			
6.6 Sind die Angehörigen einverstanden mit den Festlegungen des Betroffenen (Versorgungsplanung für das Lebensende) und dem geplanten Vorgehen der Einrichtung?			
Weiteres ...			

Ergänzungen:

Positive Ergebnisse und Erkenntnisse (Bitte kurz beschreiben):

Optimierungsbedarfe (bitte kurz beschreiben, was jetzt getan werden muss):

Evaluationsdatum zur Überprüfung der Umsetzung _____

Unterschrift Visitor: _____   Weitere Unterschrift _____

Arbeitshilfe 6: Ergebnisprotokoll für Ethische Fallbesprechung[30]

Datum	
Patient (Name, Vorname, Geburtsdatum)	
Ort	
Moderation	
Teilnehmer (Name, Funktion)	

1	Problemstellung/Fragestellung

2	Faktensammlung	
	Medizinische Aspekte	
	Medizinische Vorgeschichte	
	Aktuelle Diagnose und Prognose	
	Geplante Therapie	
	Medizinisch zu erwartende Folgen	
	Pflegerische Aspekte	
	Ressourcen des Patienten	
	Besondere Pflegeprobleme	

▶ ▶

Pflegeplanung	
Mittel- oder langfristige Beeinträchtigungen /Pflegebedürftigkeit	

3 Patientenperspektive (einwilligungsfähig)

Ist der Patient über seine Diagnose und Prognose sowie über die Therapie bzw. die Alternativen aufgeklärt?	
Einwilligungsfähiger Patient	
Was ist der Wille des Patienten?	

Patientenperspektive (nicht einwilligungsfähig)

Gibt es eine Patientenverfügung?	
Gibt es eine Vorsorgevollmacht?	
Was ist der verfügte bzw. mutmaßliche Wille des Patienten?	
Information zur psychosozialen und spirituellen Situation des Patienten	
Informationen zum sozialen Umfeld	
Organisatorische und ökonomische Gesichtspunkte	

▶▶

Vorhandene Ressourcen (Personal, Betten, Hilfsmittel, Kompetenzen), für geplante Behandlung	
Ressourcen und Dienste, die für die geplante Behandlung erforderlich sind (z. B. Sozialdienst, Angehörige, andere Einrichtungen)	

4   Bewertung der Fakten, Formulierung der ethischen Fragestellung mithilfe medizinethischer Prinzipien

Selbstbestimmung es Patienten	
Handeln zum Wohl des Patienten	
Schaden für den Patienten vermeiden	
Gerechte Behandlung	

5   Ergebnis und Empfehlung

Ergebnis des Gesprächs (Vorgehen, Verantwortlichkeiten)	
Wurde ein Konsens erreicht?	
Welche Handlungsmöglichkeiten gibt es bei einem Dissens?	
Besteht Bedarf für eine weitere Beratung?	

Arbeitshilfe 7: Retrospektive Evaluation nach dem Tod des Bewohners

Kann der nun beendete Prozess als gutes Sterben eingeschätzt werden? Was war das Gute und warum wird es als gut eingeschätzt?

_____

_____

Bei nicht guten Verläufen: Was war das »nicht Gute« und welche Bedingungen haben dazu geführt? Was war/en die Ursache/n, dass es nicht zu einem »guten Sterben« kam?

_____

_____

Folgende Merkmale zeichneten ein »gutes Sterben«/ein »verbesserungswürdiges Sterben« aus. Zutreffendes bitte unterstreichen.

Merkmale, die zu einem guten Sterben gehören, sind beispielsweise:
- Der Betroffene konnte selbstbestimmt bei der Auswahl und Gestaltung von Maßnahmen mit entscheiden.
- Der Betroffene war weitgehend frei von belastenden Symptomen, die sein Wohlbefinden einschränken.
- Der Betroffene war sozial integriert und konnte Abschied nehmen.

_____

_____

Welche Bedingungen führten zu diesem guten/nicht guten Lebens-/Sterbeverlauf?
a) Räumliche Bedingungen

_____

_____

b) Situative Bedingungen

_____

_____

c) Durch eine Handlung verursachte Bedingungen

_____

_____

d) Durch eine Unterlassung/nicht vorhandene Möglichkeit entstandene Bedingungen

_____

_____

e) Andere Ursache

_____

_____

Können die erkannten Bedingungen als empfehlenswert für die Versorgung weiterer Sterbender angesehen werden? Handelt es sich um eine generalisierbare/übertragbare Bedingung?
O Ja   O Nein

Können erkannte Faktoren, die zu einem nicht guten Sterbeverlauf führten in kommenden Verläufen verhindert oder reduziert werden? Wenn ja, wodurch?

_____

_____

Entspricht das Vorgehen der in der Einrichtung vorgegebenen/empfohlenen Vorgehensweise?
O Ja   O Nein

Welche Abweichungen traten auf?

_____

_____

_____

Wie bewerten Angehörigen/andere Bezugspersonen den Sterbeverlauf?

_____

_____

_____

Welche Empfehlungen können für die Zukunft gegeben werden?

_____

_____

_____

Arbeitshilfe 8: Kooperation Einrichtung XY mit dem ambulanten Hospizverein (Beschreibung des Verfahrens)

Generelle Prinzipien

- Den Kontakt mit dem Hospizverein möglichst zu einem Zeitpunkt aufnehmen, zu dem der Bewohner noch eine Beziehung zum Ehrenamtlichen aufbauen kann.
- Den Ehrenamtlichen als Partner ansehen.
- Art, Umfang und Inhalt einer Begleitung möglichst mit dem Betroffen und/oder seinen Angehörigen besprechen (Aushandlungsprozess).
- Wirkung der Betreuung und Begleitung durch den Hospizverein auch im Rahmen der eigenen Verantwortung evaluieren.

Ablauf der Kooperation

- **Information:** Prüfen, ob sich der Bewohner in einer absehbar lebensbeendenden Situation befindet (Palliativsituation). Einsatz des Assessments: Initialerhebung, Palliativsituation durch die Bezugspflegefachkraft zusammen mit einem Mitarbeiter der Sozialen Betreuung und ggf. mit anderen Pflegemitarbeitern.
- **Beratung/Klärung von Aufgaben:** Bei Ergebnis einer absehbar begrenzten Lebenszeit, Klärung, ob durch die Familie, das soziale Umfeld oder Mitarbeiter der Einrichtung eine ausreichende/angemessene Begleitung/Betreuung sichergestellt werden kann oder nicht.

- Wenn nicht, klären, ob eine **erweiterte Betreuung durch den ambulanten Hospiz-dienst** vom Bewohner (und/oder seinen Angehörigen) gewünscht ist.
- **Aufnahme der Kooperation mit dem ambulanten Hospizdienst:** Kontaktauf-nahme mit dem ambulanten Hospizdienst zur Klärung zusätzlicher Betreuungsan-gebote durch Ehrenamtliche des ambulanten Hospizvereins.
- **Aufnahme der Betreuung durch den ambulanten Hospizdienst:** Erstbesuch der Koordinatorin des ambulanten Hospizvereins zur Klärung des Bedarfs und geeig-neter Angebote.
- **Festlegung und Auswahl eines geeigneten ehrenamtlichen Mitarbeiters:** Die Koordinatorin wählt einen geeigneten Mitarbeiter aus, der die Betreuung über-nimmt.
- **Erstbesuch der Koordinatorin zusammen mit dem ehrenamtlichen Mitarbeiter in der Einrichtung:** Die Koordinatorin nimmt den Kontakt zusammen mit dem ehrenamtlichen Mitarbeiter mit der Einrichtung/dem Bewohner auf.
- **Klärung von Kommunikationsmöglichkeiten durch die Pflegekraft:** Die Pflege-kraft begrüßt den Ehrenamtlichen und informiert ihn, dass er die Besucherklingel im Dienstzimmer (außen neben der Tür) benutzten soll, wenn er eine Pflegekraft sprechen möchte. Außerdem bittet sie um An- bzw. Abmeldung, wenn er kommt oder geht. Diese Meldung dient der Informationsweitergabe.
- **Vernetzung der Dokumentation von Beobachtungen, Wirkung von Betreuungs-maßnahmen etc.:** Die Pflegekraft informiert den Ehrenamtlichen vor dem Beginn einer jeden Betreuung über den aktuellen Stand und ggf. über vorhandene Entwick-lungen.
  Erkennungshilfe: Mit dem Ehrenamtlichen klären, ob mit einem Foto und unter Angabe des Namens die ehrenamtliche Betreuungsperson und der zu betreuende Bewohner im Dienstzimmer angezeigt werden darf.
- **Absprache des Betreuungsspektrums:** Inhalt der Begleitung, Dauer und Häufig-keit werden zwischen der Pflegefachkraft und dem ehrenamtlichen Betreuungsmit-arbeiter möglichst im Gespräch mit dem Bewohner und ggf. mit seinen Angehöri-gen direkt abgesprochen.
- **Vor der ersten Betreuung:** Dem Ehrenamtlichen werden wichtige Informationen über die aktuelle Befindlichkeit, Bedürfnisse, mögliche Probleme, Entwicklungen (Bereich Pflege und Soziale Betreuung) mitgeteilt. Diese Daten sind der Dokumen-tation (Informationssammlung, Biografie, Planung, Bericht) zu entnehmen.
- **Bei weiteren Betreuungen:** Dem Ehrenamtlichen Rückmeldungen zu ggf. vor-handenen Auswirkungen nach der letzten Begleitung geben (dem Ehrenamtlichen hierbei mit Wertschätzung begegnen). Den ehrenamtlichen Mitarbeiter nach seinen eigenen Erkenntnissen/Ergebnissen fragen.
- **Wertschätzende Versorgung des Ehrenamtlichen:** Dem Ehrenamtlichen eine Tasse Kaffee oder ein Glas Wasser bei Begleitungen anbieten.
- **Hilfe anbieten:** Nach ca. einer halben Stunde Hilfe anbieten. Bei Beginn einer neuen Begleitung nochmals Hilfe anbieten oder erfragen.

- **Verabschiedung und Dank:** Beim Abschied des Ehrenamtlichen diesen verabschieden und sich für die Unterstützung bedanken. Nach wichtigen Informationen fragen, die für die Prozesssteuerung relevant sind.
- **Konfliktmanagement:** Bei auftretenden Konflikten zwischen Ehrenamtlichen, Bewohner und/oder Pflegekraft/Sozialem Dienst den Kontakt mit der Koordinatorin des ambulanten Hospizvereins aufnehmen.
- **Evaluation der Kooperation:** Beobachtung, Evaluierung der Maßnahmen durch die Pflegekräfte nach dem Besuch der ehrenamtlichen Betreuungskraft. Eintrag im Pflegebericht.(Bereich klären).

Qualitätsmanagement

Zweimal jährlich sollte eine gemeinsame Auswertung der Kooperation zwischen der Koordinatorin und der Einrichtung XY erfolgen.

Arbeitshilfe 9: PALMA-Formular (Patienten-Anweisungen für lebenserhaltende Maßnahmen)

„P A L M A"
Patienten- Anweisungen für lebenserhaltende Maßnahmen
- für Patienten in einer palliativen Situation **ergänzend** zur ausführlichen Patientenverfügung -

Für:

(Name, Vorname, Geburtsdatum, Adresse)

Dieser Bogen ist speziell für die Notfallversorgung von Patienten in einer palliativen Situation konzipiert (dies meint auch eine terminale Pflegesituation am Lebensende) und fasst die ausführliche Patientenverfügung zusammen. Bitte vollständig und nur mit Hilfe eines beratenden Arztes ausfüllen. Pro Rubrik ist nur eine Antwort möglich, bei widersprüchlichen Angaben wird maximal behandelt. Ein vorhandener Bevollmächtigter sollte genannt werden.

A	**Gewünschte Behandlung im Falle eines Herz-Kreislauf-Stillstandes:** [ ] Herz-Lungen-Wiederbelebung [ ] keine Wiederbelebung beginnen

B	**Gewünschte Behandlung in einer lebensbedrohlichen Situation bei vorhandener Herz-Kreislauf-Funktion:**
	
	[ ] maximale Therapie:
	       volle medizinisch gebotene und mögliche Behandlung
	       inkl. künstlicher Beatmung, Intensivtherapie etc..
	
	[ ] begrenzte Therapie (Basistherapie):
	       Notfalltherapie vor Ort und ggf. Krankenhauseinweisung falls nötig,
	       jedoch keine künstliche Beatmung oder Intensivtherapie.
	
	[ ] nur lindernde (palliative) Maßnahmen:
	       keine lebenserhaltende Therapie, ausschließlich Beschwerdelinderung und
	       Schmerztherapie, beruhigende Therapie bei Atemnot etc..

C	**Hintergrundinformationen** (schwere Vorerkrankungen, persönl. Erfahrungen etc.): (ggf. Arztbrief anfügen)
D	**Bevollmächtigung in Gesundheitsangelegenheiten:** Es besteht eine [ ] Vorsorgevollmacht gem. § 1896/ 2 BGB [ ] gerichtlich bestellte Betreuung gem. §§ 1896-1904 BGB (Name, Vorname, Geburtsdatum, Adresse, Telefon des Bevollmächtigten/ Betreuers)

E	**Unterschriften:** Arztunterschrift und -stempel bestätigen die erfolgte Beratung. Der Bevollmächtigte/ Betreuer erklärt, die Patientenwünsche und den Inhalt der Verfügung zu kennen.		
Datum	Patient	Beratender Arzt (+Stempel)	Bevollmächtigter/ Betreuer

Name, Adresse, Telefon des beratenden Arztes:

ggf. erneute Bestätigung (Datum, Unterschrift Patient):

Version 3.2. © Gerth/ Mohr/ Paul 08/2011

Merkblatt zum „PALMA"- Formular

Sehr geehrte Patientin, sehr geehrter Patient,

bei dem vorliegenden Formular handelt es sich um einen speziell für die Notfallsituation entwickelten Zusatz zu einer ausführlichen Patientenverfügung. Eine ausführliche Verfügung muss gleichzeitig bestehen. Eine ärztliche Beratung beim Abfassen ist verpflichtend, daher muss das „PALMA"- Formular von einem Arzt (z.B. dem Hausarzt) gegengezeichnet werden.

Durch dieses kurze, standardisierte Formular soll Ihren Wünschen auch in einer Notfallsituation und trotz Zeitnot Geltung verliehen werden. Ungenauigkeiten in der Formulierung sind durch die Kürze des Textes nicht zu vermeiden, aus nahe liegenden Gründen sollte jedoch auf eine handschriftliche Abänderung des Textes verzichtet werden. Bitte in Druckschrift ausfüllen.

Das „PALMA"- Formular ist nur für die erste Phase einer Notfallbehandlung entwickelt worden und ersetzt daher nicht die ausführliche Verfügung. Eine Behandlung kann hier nur generell, ohne Beachtung der näheren Notfallumstände und individuellen Heilungschancen, abgelehnt werden, da die Prognose in den ersten Stunden meist nicht zuverlässig abschätzbar ist.

Zu A) Der Verzicht auf Wiederbelebung sollte besonders sorgfältig abgewogen werden. Er sollte im Regelfall nur bei einer weit fortgeschrittenen, tödlichen Erkrankung erfolgen. Durch den Verzicht wird die, wenn auch geringe, Überlebenschance bei einem Herz-Kreislauf- Stillstand möglicherweise vergeben.

Zu B) Die Behandlungswünsche können an dieser Stelle nur schematisiert, also vergröbert wiedergegeben werden. Die drei wesentlichen Behandlungsoptionen aus Sicht des Notarztes werden beschrieben. In Einzelfällen können jedoch Situationen auftreten, die so nicht vorausgesehen wurden und in der konkreten Situation entschieden werden müssen. Hierbei kann ein Bevollmächtigter hilfreich sein. Eine gewisse Entscheidungsfreiheit im Notfall muss dennoch auch für den Notarzt bestehen bleiben. Weitere Behandlungsfragen, wie z.B. die künstliche Ernährung sind für die Akutphase unbedeutend und sollten in der ausführlichen Patientenverfügung behandelt werden.

Zu C) Durch die Angabe von Vorerkrankungen und persönlichen Erfahrungen soll die festgelegte Entscheidung für den Notarzt nachvollziehbar gemacht werden. Der Notarzt muss in einer Notfallsituation, vielfach unter Zeitdruck, entscheiden können. Daher sollten die Lebensumstände und v.a. unheilbare Erkrankungen mit starken Einschränkungen im Alltag deutlich erkennbar sein. Persönliche Erfahrungen mit Tod und Sterben sowie mit Intensivmedizin unterstreichen die Ernsthaftigkeit der Wünsche.

Zu D) Ein vorhandener Bevollmächtigter/ Betreuer sollte genannt sein, um bei strittigen Entscheidungen helfen zu können. Er sollte daher genaue Kenntnis von den Patientenwünschen haben. Auch er unterschreibt das „PALMA"- Formular und bestätigt so seine Beteiligung.

Zu E) Die Unterschriften aller Beteiligten sind notwendig. Die Arztunterschrift (+Stempel) bestätigt das erfolgte Beratungsgespräch, hierbei sollen alle Behandlungsmöglichkeiten und ihre Konsequenzen sowie evtl. Unklarheiten ausführlich erläutert werden. Eine erneute Bestätigung, z.B. bei Änderung der Lebensumstände, wird empfohlen. Sie ist aber nicht Bedingung für die Gültigkeit des „PALMA".

Dieses Formular muss in einer Notfallsituation einfach auffindbar sein, um berücksichtigt zu werden. Eine Verwahrung bei den Ausweispapieren, in der Wohnung in der Nähe des Telefons und besonders in der Bewohnerakte einer Senioreneinrichtung ist sinnvoll. Der Bevollmächtigte sollte ebenfalls über ein Exemplar verfügen. Bei einer Krankenhauseinweisung sollten das „PALMA"- Formular und die ausführliche Patientenverfügung stets mitgeführt und auch besprochen werden.

Version 3.2. © Gerth/ Mohr/ Paul 08/2011

Gerth MA, Schaeufele M, Mohr M, Laufenberg-Feldmann R, Reinholz U, Weber M, Paul NW. Notfallsituationen und Patientenverfügungen aus der Sicht des Palliativpatienten – Ergebnisse einer Befragung. Z Palliativmed 2012; 13: 91–96

ABKÜRZUNGSVERZEICHNIS

GKV Spitzenverband Bund der Krankenkassen: Der GKV ist die zentrale Interessenvertretung der gesetzlichen Kranken- und Pflegekassen in Deutschland und auf europäischer sowie internationaler Ebene.

HPG Gesetz zur Verbesserung der Hospiz- und Palliativversorgung in Deutschland vom 01.12.2015 (Hospiz- und Palliativgesetz – HPG).

KV Kassenärztliche Vereinigungen. Die Kassenärztlichen Vereinigungen sind Selbstverwaltungskörperschaften der Vertragsärzte und der psychologischen Psychotherapeuten. Die Angehörigen dieser Berufsgruppen, die über eine Zulassung zur Teilnahme an der vertragsärztlichen Versorgung verfügen, sind automatisch Mitglied der Kassenärztlichen Vereinigung (KV) ihrer Region. Die KV hat die Aufgabe, sich mit den Landesverbänden der Krankenkassen auf die Vergütung der vertragsärztlichen Leistungen zu einigen. Sie teilt auch die Vergütungen, die von den Krankenkassen an die Kassenärztliche Vereinigung gezalt werden, je nach erbrachter Leistung auf die einzelnen Ärzte und psychologischen Psychotherapeuten auf. Auf Bundesebene schließt die Kassenärztliche Bundesvereinigung (KBV) mit dem GKV-Spitzenverband allgemeine Vereinbarungen über die Organisation der vertragsärztlichen Versorgung ab.

PCT Palliative Care Team: Mitglieder eines PCT sind in der Regel speziell weitergebildete Pflegefachkräfte und Palliativärzte.

PKD Palliativmedizinischer Konsiliardienst: In der Regel ein Zusammenschluss von Palliativärzten, spezialisierten Pflegediensten und ambulanten Hospizdiensten, um eine umfassende palliative Versorgung und Betreuung über 24 Std./Tag zu gewährleisten.

SAPV Spezialisierte ambulante Palliativversorgung: 2007 wurde die gesetzliche Grundlage für die SAPV geschaffen, nach der schwerstkranke und sterbende Krankenversicherte in der häuslichen oder familiären Umgebung Anspruch auf leidensmindernde (palliative) medizinische und pflegerische Behandlung haben. Damit soll dem Wunsch vieler Patienten entsprochen werden, bis zu ihrem Tod im vertrauten Umfeld bleiben zu können. Mit SAPV werden erkrankungsbedingte Krisensituationen aufgefangen, die sonst zu ungewünschten und belastenden Krankenhauseinweisungen führen würden. Die Leistungen der SAPV sind unter bestimmten Voraussetzungen verordnungs- und abrechnungsfähig.

SGB Deutsches Sozialgesetzbuch: Das SGB ist die Kodifikation des Sozialrechts (im formellen Sinn). Im SGB sind die wesentlichen Bereiche dessen geregelt, was heute dem Sozialrecht zugerechnet wird, z. B. die gesetzliche Krankenversicherung (SGB V) und die soziale Pflegeversicherung (SGB XI).

WHO Die Weltgesundheitsorganisation (englisch World Health Organization) ist eine Sonderorganisation der Vereinten Nationen mit Sitz in Genf. Sie wurde am 7. April 1948 gegründet und zählt 194 Mitgliedsstaaten. Sie ist die Koordinationsbehörde der Vereinten Nationen für das internationale öffentliche Gesundheitswesen und soll die weltweiten Anstrengungen auf dem Gebiet des Gesundheitswesens lenken und koordinieren.

LITERATUR

Anderheiden, M. (Hrsg.); Eckart, W.U. (2012): Handbuch Sterben und Menschenwürde. Berlin. Boston. De Gruyter.

Becker Ebel, J.; Behrens, Chr.; Davids, G.; Rödinger, N.; Schwermann, M.; Sitting, H.-B.; Wichmann, C. (2012): Palliative Care in Pflegeheimen. 3. Aufl. Hannover. Schlütersche.

Bitschnau, K.; Heimerl, K. (2013): Ums Leben kämpfen und trotzdem genießen – die Perspektive von Patienten und Angehörigen auf der Palliativstation. In: Zeitschrift für Palliativmedizin. 2013. 6: 268-275 BMG 2015. Charta der Rechte hilfe- und pflegebedürftiger Menschen.

BMG (Bundesministerium für Gesundheit, Emanzipation, Pflege und Alter. Hospiz- und Palliativgesetz (Gesetzesentwurf der Bundesregierung 12/2015).

Bundesministerium für Justiz und Verbraucherschutz: Sozialgesetzbuch (SGB) Fünftes Buch (V) – Gesetzliche Krankenversicherung – (Artikel 1 des Gesetzes v. 20. Dezember 1988, BGBl. I S. 2477,§ 37b Spezialisierte ambulante Palliativversorgung.

Bundesministerium für Justiz und Verbraucherschutz. (07/2015): Betreuungsrecht.

Buchmann, K.-P. (2007): Demenz und Hospiz. Sterben an Demenz erkrankte Menschen anders? Wuppertal. Der Hospiz-Verlag.

de Ridder, M. (2015): Welche Medizin wollen wir? Warum wir den Menschen wieder in den Mittelpunkt ärztlichen Handelns stellen müssen. DVA. Deutsche Verlagsanstalt.

de Ridder, M. (2011): Wie wollen wir sterben. Ein ärztliches Plädoyer für eine neue Sterbekultur in Zeiten der Hochleistungsmedizin. 2. Aufl. München. Pantheon-Verlag.

Fuchs, Chr.; Gabriel, H.; Raischl, J.; Steil, H.<; Wohlleben, U. (2013): Palliative Geriatrie. Handbuch für die interprofessionelle Praxis. Stuttgart. Kohlhammer.

Gerhard, Chr. (2011): Neuro-Palliative-Care. Interdisziplinäres Praxisbuch zur palliativen Versorgung von Menschen mit neurologischen Erkrankungen. Bern. Huber.

Grond, E. (2004): Palliativpflege in der Gerontopsychiatrie. Leitfaden für Pflegende in der Altenhilfe. Stuttgart. Kohlhammer.

Härle, W. (2010): Würde. Groß vom Menschen denken. München. Diederichs.

Huber, W. (2013): Ethik. Die Grundfragen unseres Lebens. Von der Geburt bis zum Tod. München. C.H. Beck.

Husebø, St. & Husebø, S. (o. Angabe): Die letzten Tage und Stunden. Herausgegeben von der Fa. Grünenthal.

Jevon, PH. (2013): Pflege von Sterbenden und verstorbenen Menschen. Bern. Huber.

Kasseler Erklärung (2015): Zweite Kasseler Erklärung der Juristischen Expertengruppe zur Entbürokratisierung der Pflege. Abrufbar unter : https://www.ein-step.de/downloads/

Kast, V. (2010): Trauer. Phasen und Chancen des psychischen Prozesses. Stuttgart. Kreuz-Verlag.

Konrad, K.; Traub, S. (1999): Selbstgesteuertes Lernen in Theorie und Praxis. München. Oldenbourg.

Kostrzewa, St. (2010): Palliative Pflege von Menschen mit Demenz. 2. vollst. überarb. und erw. Aufl. Bern. Huber.

Krainer, L.; Heintel, P. (2010): Prozessethik. Organisation ethischer Entscheidungsprozesse. Wiesbaden. VS Verlag für Sozialwissenschaften

Kränzle, S., Seeberger, Chr.; Schmid, U. (2014): Palliative Care. Handbuch für Pflege und Begleitung. 5. Aufl. Heidelberg. Springer.

Lipp, V.; Brauer, D. (2013): Behandlungsbegrenzung und »Futility« aus rechtlicher Sicht. In: Zeitschrift Für Palliativmedizin. 2013. 14: 121–126.

Löser, A. (2015) Ein andere Art von Pflege. www.altenpflege-online.net. Dossier. S. 8–13.

Löser, A. (2014a): Pflegeplanung in der Palliativpflege. Hannover Schlütersche Verlagsgesellschaft.

Löser, A. (2014b) Der Sterbende entscheidet. Hannover. Altenpflege 10/14. S. 3437.

Löser, A. (2008): unveröffentlichte Promotion. Die Selbstevaluation als Teilprozess der Lernhandlung in der beruflichen Weiterbildung.

Maio, G. (2012): Mittelpunkt Mensch. Ethik in der Medizin. Ein Lehrbuch. Stuttgart. Schattauer.

Maurer, M.C.; Petersen, Y.; Loetz, C.; Frick, E. (2014): Trennungsunsicherheit am Lebensende – spirituelle und bindungstheoretische Perspektiven. In: Zeitschrift für Palliativmedizin. 2014. 15: 70–77.

Medizinischer Dienst der Spitzenverbände (2014): Qualitätsprüfungs-Richtlinie, Transparenzprüfung. Grundlagen der Qualitätsprüfung nach den §§ 114ff SGB XI in der stationären Pflege.

Ministerium für Gesundheit, Emanzipation, Pflege und Alter des Landes Nordrhein-Westfalen (MGEPA) (2014): Hospizkultur und Palliativversorgung in Nordrhein-Westfalen. Umsetzungsmöglichkeiten für die Praxis.

Pieper, A. (2007): Einführung in die Ethik. 6. Aufl. Stuttgart. UTB.

Rest, F. (2006): Sterbebeistand, Sterbebegleitung, Sterbegeleit. Handbuch für den stationären und ambulanten Bereich. 5. vollst. überarbeitete und erweiterte Auflage. Stuttgart. Kohlhammer.

Holzappels, P. (2012): Juristische Anmerkungen der Palliative Care. Anmerkungen zur Palliativversorgung in der Bundesrepublik Deutschland. In: Zeitschrift für Palliativmedizin 2012. 13: 226–22.8.

Steinkamp, N.; Gordijn, B. (2005): Ethik in Klinik und Pflegeeinrichtung. Ein Arbeitsbuch. 2. überarb. Aufl. Neuwied, Köln, München. Luchterhand.

Siebert, H. (2006): Selbstgesteuertes Lernen und Lernberatung. Konstruktivistische Perspektiven. 2. überarb. Aufl. Augsburg. Ziel-Verlag.

Stolberg, M. (2011): Die Geschichte der Sterbebegleitung von 1500 bis heute. Frankfurt/Main. Mabuse.

Weissenberger-Leduc, M. (2009): Palliativpflege bei Demenz. Ein Handbuch für die Praxis. Wien, New York. Springer.

http://www.duden.de/rechtschreibung/Praeambel. Recherche am 15.01.2016.

http://www. duden.de/rechtschreibung/induktion. Recherche am 04.02.2016. 8.30 Uhr

http://www.duden.de/rechtschreibung/deduktion. Recherche am 04.02.2016. 8.30 Uhr

http://www.duden.de/rechtschreibung/Netzwerk (Stichwortsuche Netzwerk) Recherche am 04.02.2016. 10.30 Uhr

www.gabler.Wirtschaftslexikon. Stichwort bottom up. Recherche am 04.02.2016. 10.15 Uhr

http://www.wirtschaftslexikon.gabler.de/Autoren/prof-dr-richard-lackes.html (Stichwortsuche Netzwerk). Recherche am 22.12.2015. 11.41 Uhr

http://www.wirtschaftslexikon.gabler.de/Archiv/5077/interdisziplinaritaet-v7.html

http://www.hospizimpark.ch/palliative-care.html;21.04.2009; 10:35 Uhr

www.dhpv.de/aktuelles_detail/item/bundesrat-billigt-hospiz-und palliativgesetz-hgp.html (Recherche am 28.11.2015. 10.56 Uhr)

www.transmit.de/presse/presse-2015/147-giessener-sterbestudie-deutsche-hospize

www.Zitate online.de/Stichwort Saunders

REGISTER